Ein Zika-Virus, der sich rasant in Lateinamerika ausbreitet, die überstandene Ebola-Epidemie in Westafrika, das Chikungunya-Fieber, das MERS-Virus und einige andere aktuelle Infektionserreger erinnern uns daran, dass die Infektionskrankheiten noch lange nicht überwunden sind – und es so schnell auch nicht sein werden. Die drei großen Killer der Menschheit, HIV/AIDS, Tuberkulose und Malaria, fordern jedes Jahr Millionen Todesopfer, und alle Anstrengungen der internationalen Staatengemeinschaft waren bisher vergebens, diese drei Infektionen in den Griff zu bekommen. Dabei sind Infektionskrankheiten in den meisten Fällen vermeidbar oder heilbar, im Gegensatz zu vielen anderen Krankheiten. Verbesserte hygienische Lebensbedingungen beispielsweise würden Durchfallerkrankungen, an denen weltweit vor allem viele Kinder erkranken und sterben, mit wenig Aufwand nachhaltig bekämpfen. Bis auf wenige Ausnahmen, wie z. B. die Tuberkulose, lassen sich die meisten Infektionserkrankungen mit einer kurzzeitigen Gabe von Antibiotika ursächlich behandeln. Antibiotika sind vergleichsweise kostengünstige und gut wirksame Medikamente, ihr konsequenter Einsatz könnte einige Krankheitserreger zumindest regional ausrotten. Und schließlich gibt es zur Vermeidung einiger Infektionskrankheiten sogar wirksame Impfstoffe.

Trotz aller dieser Möglichkeiten und Erfolge haben wir weder in den industrialisierten Ländern wie Deutschland geschweige denn in den Entwicklungsländern die Infektionskrankheiten im Griff. Dies hat viele Gründe, die nicht nur im Bereich der Medizin oder Gesundheitswissenschaften zu suchen sind, sondern auch in gesellschaftspolitischen, ökonomischen und sozialen Zusammenhängen wurzeln. Eine erfolgreiche Bekämpfung von Infektionserkrankungen muss deshalb alle diese Bereiche in den Blick nehmen, nur ein interdisziplinärer Ansatz ist national wie international erfolgreich. In Deutschland beschäftigen uns besonders Krankenhausinfektionen und die konsequente Bekämpfung von Antibiotikaresistenzen. Vor dem skizzierten Hintergrund haben die Evangelische Akademie zu Berlin und die Evangelische Akademie Sachsen-Anhalt e. V. zusammen mit der Akkon-Hochschule für Humanwissenschaften eine interdisziplinäre Tagung organisiert, die unter dem Titel „Tödlich trotz Hightech-Medizin. Infektionskrankheiten als Herausforderung im 21. Jahrhundert" im Dezember 2013 in Berlin durchgeführt wurde. Der vorliegende zweite Band der Akkon-Schriftenreihe vereint die wichtigsten Beiträge dieser Tagung und beweist einmal mehr die hohe Aktualität der Thematik.

Allen Autorinnen und Autoren sei an dieser Stelle herzlich für ihre Beiträge sowie deren Aktualisierung und Aufbereitung für das vorliegende Buch gedankt.

Prof. Dr. Dr. Timo Ulrichs, Akkon-Hochschule für Humanwissenschaften;
Dr. Susanne Faby, Evangelische Akademie Sachsen-Anhalt e. V.;
Simone Ehm, Evangelische Akademie zu Berlin

Prof. Dr. med. Dr. PH Dr. h.c. Timo Ulrichs

Timo Ulrichs ist Mediziner und Gesundheitswissenschaftler und interessiert sich als Mikrobiologe naturgemäß für Infektionskrankheiten und ihre Bekämpfung. Dabei sind ihm außer den Methoden und Möglichkeiten in Diagnostik, Therapie und Prävention vor allem die sozialwissenschaftlichen und gesundheitspolitischen Aspekte von Infektionskrankheiten ganz wichtig. Außerdem gilt sein besonderes Interesse den kulturellen und geschichtlichen Hintergründen von Seuchen und Plagen.

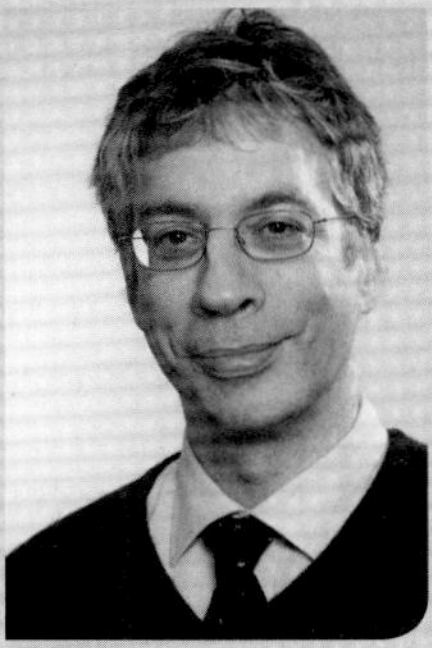

Bild: Ulrichs

Dr. phil. Susanne Faby

Dr. phil. Susanne Faby ist Dipl.-Biologin und Logopädin und war viele Jahre therapeutisch im Bereich der neurologischen Akutversorgung und Rehabilitation tätig. Nach Fort- und Weiterbildungen im Sozial- und Gesundheitsmanagement, im Qualitätsmanagement sowie in der Klinischen Ethikberatung arbeitete sie in verschiedenen Projekten zur Implementierung ethischer Strukturen im Krankenhaus. Im Anschluss an ihre Promotion übernahm sie die Programmleitung für Klinische Ethik in einem großen Gesundheitskonzern. Heute ist sie Studienleiterin an der Evangelischen Akademie Sachsen-Anhalt e.V. und Leiterin der Studienstelle Naturwissenschaft, Ethik und Bewahrung der Schöpfung mit dem Schwerpunkt Bioethik.

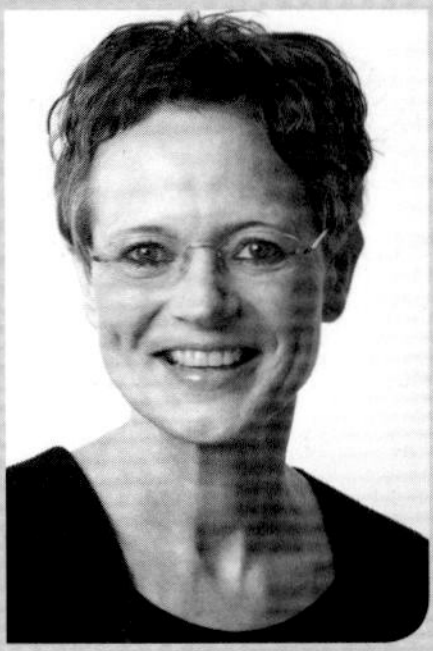

Bild: Linda Putzenhardt

Simone Ehm

Simone Ehm studierte Gesundheits- und Sozialmanagement, Biologie und Evangelische Theologie. Nach ihrer Tätigkeit im politischen Bereich ist sie heute Studienleiterin an der Evangelischen Akademie zu Berlin mit den Schwerpunkten Profil konfessioneller Einrichtungen im Gesundheitssystem, gesundheitliche Versorgungsstrukturen und Medizinethik. Seit 2014 ist sie zudem freiberuflich tätig, unter anderem mit dem Schwerpunkt Evaluations- und Wirkungsforschung im Gesundheitswesen.

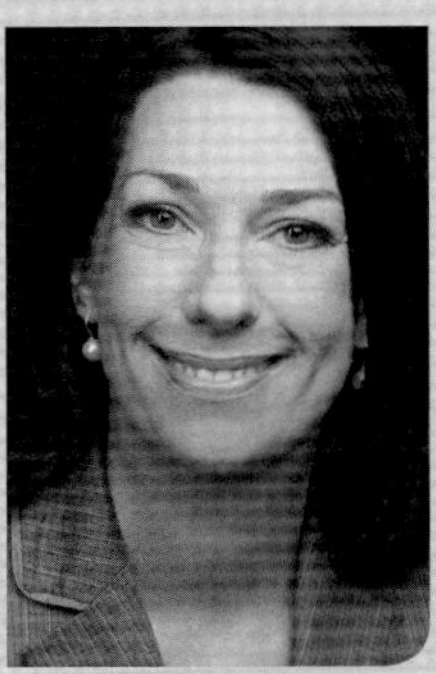

Bild: Ehm

Evangelische Akademien

Die Evangelischen Akademien entstanden im Nachkriegsdeutschland als Antwort von Christinnen, Christen und Kirchen auf die Zerstörung des Geistes, den Vertrauensbruch staatlicher Macht und den Völkermord durch die Nationalsozialisten. Viele Menschen suchten nach neuer moralischer Orientierung und die Evangelischen Akademien waren ein Signal für die Bereitschaft, Verantwortung beim Aufbau einer demokratischen Gesellschaft zu übernehmen. Im westlichen Teil Deutschlands wurden sie bald ein unverzichtbarer Teil der demokratisch-politischen Kultur. In der ehemaligen DDR mussten sie unter wesentlich erschwerten Bedingungen aus dem innerkirchlichen Bereich heraus arbeiten. Sie wurden dort zu einem der wenigen Orte kritischer Diskussion und Reflexion.

Evangelische Akademien in ganz Deutschland trugen dazu bei, die Idee einer Laienbewegung zu realisieren, in der sich Kirche und Welt, Glaube und Beruf, Politik und Kultur miteinander zu einem Stück lebendiger und pluraler Volkskirche verbinden. Als besondere kirchliche Orte haben die Evangelischen Akademien ein gemeinsames Ziel und einen gemeinsamen Auftrag: Sie verstehen sich als Anwälte des Gemeinwohls in zivilgesellschaftlichem Kontext und übernehmen Mitverantwortung für Projekte, Modelle und neu gegründete Institutionen – national und zunehmend auch international. Darüber hinaus entstehen aus der Akademiearbeit zunehmend Anforderungen für Mediationen und Politikberatung.

Evangelische Akademien schaffen den Freiraum für neues Wahrnehmen, zum verbindlichen Gespräch und Austausch, zur Besinnung und zur geistigen Orientierung. Tagungen, Konferenzen, Symposien, Konsultationen, Werkstätten, Projekte, Vorträge, Abendseminare, meditative Kurse und Studienreisen sind die spezifischen Arbeitsformen der Evangelischen Akademien. Dabei ist die Attraktivität der Orte ein besonderes Markenzeichen Evangelischer Akademiearbeit. Diese vielfältigen Arbeitsformen werden von interdisziplinär qualifizierten Studienleiterinnen und Studienleitern vorbereitet und durchgeführt, die über ein weites Kontaktnetz zu Zielgruppen, Initiativen, Berufs- und Fachverbänden, Interessensorganisationen, Parteien sowie Landes- und Bundesministerien verfügen. Die Evangelischen Akademien bieten im Rahmen ihrer Arbeit auch religiöse und spirituelle Zugänge zu den gestellten Themen und Fragen an. Unterstützt wird diese Arbeitsweise durch das Engagement vieler fachkundiger und qualifizierter Mitglieder von Kuratorien, Konventen und Arbeitskreisen, die die Akademien beraten und für die Vermittlung in Kirche und Gesellschaft sorgen. Die Evangelischen Akademien laden zurzeit jährlich zu 2.000 Veranstaltungen mit mehr als 100.000 Teilnehmenden ein.

Vom „Schwarzen Tod" zur Schweinegrippe – Infektionskrankheiten in medizinhistorischer Perspektive

Jörg Vögele

Infektionskrankheiten gehören zum „Menschsein". Eine medizinhistorische Betrachtung über die Jahrhunderte hinweg zeigt Wechselwirkungen zwischen dem durchschnittlichen Gesundheitszustand einer Bevölkerung und dem sozioökonomischen Wandel im Zuge des Modernisierungsprozesses. Mit dem langfristigen Absinken der Sterbeziffern ist ein Anstieg der Lebenserwartung verbunden. Diese Entwicklung wird von einem grundlegenden Wandel des Todesursachenpanoramas begleitet. Zahlreiche Krankheiten sind aus den Industrienationen verschwunden, andere haben ihren Charakter verändert und wiederum andere befinden sich auf dem Vormarsch.

Eine besondere Rolle in der Menschheitsgeschichte spielen Infektionskrankheiten. In der Vergangenheit haben sie massenhaft Opfer gefordert und sich tief in das kulturelle Gedächtnis eingeschrieben (Winkle, 2005; Vögele u. a., 2016).

Infektionskrankheiten im Wandel über die Jahrhunderte

Hier kommt den großen Epidemien und Seuchen eine spezielle Bedeutung zu, etwa der als „Schwarzer Tod" bezeichneten großen Pestepidemie, die Europa in den Jahren 1348 bis 1353 heimsuchte und mit vermutlich über 20 Millionen Todesopfern zwischen einem Viertel und einem Drittel der europäischen Bevölkerung dahinraffte (Bergdolt, 1994). Dies führte zu vielfältigen politischen, wirtschaftlichen, sozialen und kulturellen Verwerfungen (Herlihy, 1997): Zu nennen wären etwa Judenpogrome, Wüstungen, das Ansteigen der städtischen Löhne oder die Auswirkungen auf Literatur und Kunst, wie z. B. die Entstehung der Totentänze. Auch in den folgenden Jahrhunderten blieb die Seuche in Europa endemisch und epidemisch präsent. Berühmt sind etwa die Schilderungen Daniel Defoes über die Pest in London 1664.

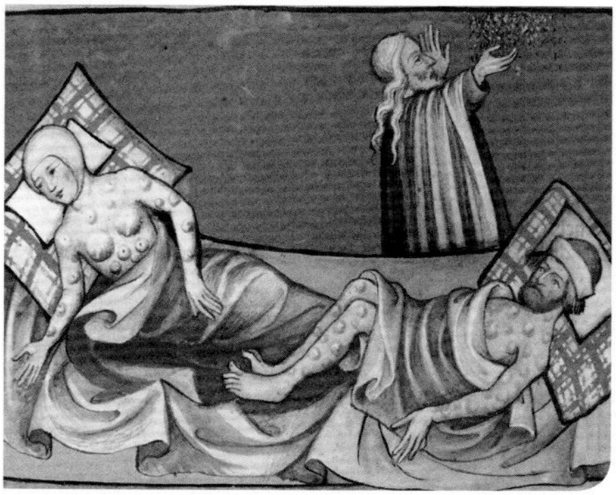

▲ *Beulenpest im Mittelalter*
Bild: gemeinfrei

Mit ihrem Rückzug aus Mittel- und Westeuropa seit dem späten 17. Jahrhundert traten andere Seuchen verstärkt in Erscheinung: Englischer Schweiß, Ruhr, Syphilis, Flecktyphus, Pocken und Malaria (Hays, 1998). Im 19. Jahrhundert schließlich suchten die Cholera und im 20. Jahrhundert die Grippe als letzte der klassischen Seuchen der Neuzeit Europa in mehreren Wellen heim. Das 20. Jahrhundert brachte neue Bedrohungen: Mad-Cow-Disease, SARS, EHEC und die Schweinegrippe sind nur einige der gefürchteten Seuchen in der jüngeren Geschichte Europas (Thießen, 2014), in globaler Perspektive spielen AIDS, Malaria und Tuberkulose eine gewichtige Rolle.

Einschneidende Veränderungen fanden beschleunigt in den letzten beiden Jahrhunderten statt. So hat sich die durchschnittliche Lebenserwartung bei der Geburt in Westeuropa während der letzten 150 Jahre mehr als verdoppelt. Betrug sie etwa zur Gründung des Deutschen Reiches bei Männern rund 36 Jahre und bei Frauen rund 39 Jahre, so hat sie sich bis zum Jahr 2000 auf etwa 75 Jahre bei Männern und 81 Jahre bei Frauen erhöht. Diese Entwicklung wurde von einem grundlegenden Wandel des Todesursachenpanoramas – insbesondere auch die Infektionskrankheiten betreffend – begleitet. Zahlreiche Krankheiten sind aus den Industrienationen verschwunden, andere haben ihren Charakter verändert und wiederum andere nehmen zu.

Große Seuchen in Europa in den letzten Jahrhunderten

14.–18. Jahrhundert	Pest (Der Schwarze Tod)
17.–18. Jahrhundert	Syphilis, Flecktyphus, Pocken und Malaria
18.–19. Jahrhundert	Pocken
19. Jahrhundert	Cholera, Typhus, Tuberkulose
20. Jahrhundert	Grippe (Spanische Grippe), HIV/AIDS
21. Jahrhundert	Grippe (H5N1, H1N1)

Quellen: Winkle, 2005; Vasold 2008

Der „Epidemiologische Übergang“

Das langfristige Absinken der Sterbeziffern und der Wandel des Todesursachenpanoramas werden im Folgenden mit dem Konzept des Epidemiologischen Übergangs zusammengefasst. Es beschreibt die Entwicklungstrends der Sterberate und geht von Wechselwirkungen zwischen dem durchschnittlichen Gesundheitszustand einer Bevölkerung und dem sozioökonomischen Wandel im Zuge des Modernisierungsprozesses aus.

Im Mittelpunkt der historischen Diskussion steht die Phase 2, da der Beginn von Phase 1 und das Ende von Phase 3 offen sind. In der Regel wird diese Phase auf die zweite Hälfte des 19. und den Beginn des 20. Jahrhunderts datiert und fällt damit in die Hauptindustrialisierungsphase. In verschiedenen Regionen verringerte sich die Sterblichkeitsrate bereits während des späten 18. und frühen 19. Jahrhunderts (Marschalck, 1994), allerdings wurde ihr langfristiger Rückgang um die Mitte des 19. Jahrhunderts unterbrochen. Erst im Anschluss war die Sterblichkeitsentwicklung schließlich durch einen bis in die Gegenwart sinkenden Trend gekennzeichnet, die demografischen Auswirkungen der Kriegsjahre sowie der Influenza-Epidemie von 1918–19 ausgenommen.

Epidemiologischer Übergang

Der „Epidemiologische Übergang“ beschreibt die Entwicklungstrends der Sterberate und geht von Wechselwirkungen zwischen dem durchschnittlichen Gesundheitszustand der Bevölkerung und dem sozioökonomischen Wandel im Zuge des Modernisierungsprozesses aus.

Er wird in drei Phasen unterteilt:

1. Periode der Seuchen und Hungersnöte mit hoher und stark schwankender Sterbeziffer. Durchschnittliche Lebenserwartung beträgt 20 bis 40 Jahre.

2. Übergangsphase: Periode der rückläufigen großen Epidemien. Die Sterberate stabilisiert sich und nimmt allmählich ab. Schwere Epidemien werden seltener und bleiben ganz aus. Durchschnittliche Lebenserwartung steigt auf ca. 50 Jahre.

3. Periode der gesellschaftlich verursachten Krankheiten mit niedriger Sterberate. Diese Periode dauert bis heute an. Durchschnittliche Lebenserwartung ist hoch und kann die 50 Jahre übersteigen.

▾ *Die Entwicklung der Sterblichkeit in Deutschland, 1816 – 2000*

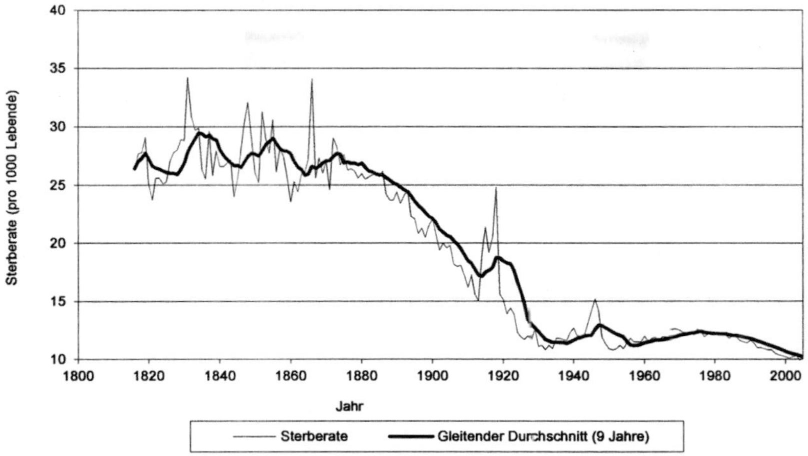

Preußen 1816 – 1870; Reichsgebiet 1871 – 1943;
westliches Bundesgebiet 1946 – 1971; ab 1990 gesamtes Bundesgebiet
Quellen: Vögele, 2001; DESTATIS

Das Konzept stellt nach wie vor eine wichtige Arbeitsgrundlage dar, allerdings sollten zwei kritische Punkte angesprochen werden: So wurde das Modell anhand von Daten zu Ceylon, Chile, Japan, England und Wales sowie Schweden entwickelt. Ohne Afrika zu berücksichtigen, bleibt eine der epidemiologisch bedeutsamsten Infektionskrankheiten, die Malaria, nahezu unberücksichtigt. Ähnliches gilt für die Tuberkulose, wenn keine Angaben aus Afrika, China, Indien und den Staaten der ehemaligen Sowjetunion herangezogen werden. Was die europäischen Befunde angeht, beschränkt es sich auf Nord-West- bzw. Westeuropa und blendet so die hohe und im 19. Jahrhundert sogar wachsende Bedeutung von gastrointestinalen Krankheiten in Zentral-, Ost- und Südeuropa aus. Diese bedrohten wiederum primär Säuglinge und Kleinkinder und waren die Haupttodesursache der Hochindustrialisierungsphase, weit vor den skandalisierten Erkrankungen der Atmungsorgane (inklusive der Tuberkulose) sowie den klassischen Infektionskrankheiten (meist des Kindesalters).

Zweitens ist zu fragen, ob das Modell angesichts der Zunahme neuer, aber auch längst besiegt geglaubter Infektionskrankheiten um eine weitere Phase ergänzt werden sollte (Olshansky, 1997). Hier ist an erster Stelle HIV/AIDS zu nennen, eine Infektionskrankheit, die seit den 1980er-Jahren global mehr als 37 Millionen Todesopfer gefordert hat. Mit AIDS ist auch ein verstärktes Wiederauftreten der Tuberkulose verbunden.

▾ *Ausgewählte schwere Infektionskrankheiten und Epidemien des 20. Jahrhunderts (Todesfälle)*

1918/19	Spanische Grippe	40.000.000
1957/58	Asiatische Grippe	4.000.000
1968/69	Hongkong Grippe	2.000.000
1980er-Jahre	HIV/AIDS	>37.000.0000
1991	Cholera/Südamerika	12.000
2002/03	SARS	800
2003	H5N1	(saisonale Grippe) 250.000–500.000

Quellen: WHO, Robert Koch-Institut

Etwa ein Drittel der Weltbevölkerung ist mit Tuberkuloseerregern infiziert. Knapp neun Millionen Menschen erkranken und etwa 1,3 Millionen sterben an der Erkrankung pro Jahr (2012), wobei die meisten Fälle in Südostasien und Afrika auftreten (WHO Tuberculosis fact sheet N°104 2013). Malaria schließlich zählt mit über 600.000 Todesopfern jährlich nach wie vor zu den gefährlichsten Infektionskrankheiten (WHO Malaria fact sheet N°94 2013).

Die Geschichte der Infektionskrankheiten hat allerdings nicht nur mit statistisch erfassbaren Entwicklungen zu tun. Eine Infektionsgefahr ist häufig auch ein Fixpunkt für Emotionen und verweist auf kollektive Ängste und Nöte, die sich gemeinhin mit dem Ausdruck „Seuche“ verbinden. In diesem Sinne kann man von einer „emotionalen Epidemiologie“ sprechen, die einen stärkeren Fokus auf Wahrnehmungen und Deutungen von Krankheiten legt und damit die epidemiologischen Befunde ergänzt. Tatsächlich kann die emotionale Epidemiologie einen eigenen, von der faktischen Infektionssituation sogar mehr oder weniger unabhängigen Verlauf haben, der jedoch gleichfalls zu einer Belastung der individuellen Gesundheit und des Gesundheitssystems führen kann. Im Folgenden soll hierfür als Beispiel der gesellschaftliche Umgang mit H1N1 – der „Schweinegrippe“– kurz skizziert werden.

Emotionale Epidemiologie: Umgang mit der Schweinegrippe

Seit dem Frühling 2009 verbreitete sich, ausgelöst durch das Auftreten des H1N1 Virus, eine geradezu panikartige Stimmung innerhalb der Bevölkerung, die das Verlangen nach einem Impfstoff so weit forcierte, dass sogar Menschen, die bisher die jährliche Grippeimpfung ablehnten, nach einer Immunisierung riefen (Ofri, 2009). Immer wieder wurde dabei in der Öffentlichkeit auf die verheerende Spanische Grippe von 1918/19 hingewiesen, was die Panik noch gefördert haben dürfte. Die Ängste nahmen weiter zu, als die WHO Ende

April 2009 vor einer Pandemie warnte. Bis Oktober 2009 waren weltweit mehr als 440.000 laborbestätigte Infektionen gemeldet, von denen mindestens 5.700 tödlich verliefen. Bis August 2010 wurden 18.449 Todesfälle mit der Infektion in Verbindung gebracht, davon 258 in Deutschland. Dass diese Zahl weit unter den Todesfällen der „normalen", saisonal bedingten Grippe lag, die im Durchschnitt zwischen 600 und 26.000 Opfern forderte, war in der Öffentlichkeit hingegen selten ein Thema (RKI, 2011).

Für die Pharmaindustrie wurde die Entwicklung eines Impfstoffes zu einem lukrativen Geschäft. Als im Herbst 2009 schließlich eine Impfung zur Verfügung stand und umfassende Impfkampagnen gestartet wurden, war die Nachfrage allerdings nur noch gering: Der Impfstoff sei nicht getestet und zudem schlecht verträglich. Bald stellte sich zudem heraus, dass das H1N1-Virus im Vergleich zu üblichen saisonalen Grippeerkrankungen als relativ harmlos einzustufen sei. Anfang Mai 2010 waren in den deutschen Bundesländern noch etwa 28,3 Millionen der beschafften Impfdosen, deren Wert auf bis zu 236 Millionen Euro geschätzt wird, unverbraucht. Da die Haltbarkeit des Serums Ende 2011 auslief, mussten die Impfdosen weitgehend ungenutzt vernichtet werden.

Offenbar lässt die panische Angst vor Infektionskrankheiten im Allgemeinen ebenso schnell nach, wie sie entsteht. Dieses Phänomen ist in einigen Fällen epidemiologisch begründet, so beim Auftreten von H1N1, in anderen Fällen arrangieren sich Bevölkerungsgruppen mit dem Risiko – man denke an Ängste vor bioterroristischen Anschlägen oder an das mittlerweile wieder risikoreichere Sexualverhalten und das daraus resultierende erhöhte HIV-Ansteckungsrisiko.

Emotionale Epidemiologie

Die „emotionale Epidemiologie" beschreibt das emotionale Befinden von Nichterkrankten in Verbindung mit Wahrnehmungen und Kommunikation zu einer Seuchengefahr. Die kollektiven Ängste, die mit dem Auftreten einer Seuche sowie aber auch eventueller Nebenwirkungen einer Impfung gegen diese verbunden sind, verbreiten sich rasant und bedeuten ebenfalls eine Belastung für das Gesundheitssystem.

Mechanismen des Sterblichkeitswandels

Eine zentrale Frage der historischen Betrachtung zielt auf die Mechanismen des Sterblichkeitswandels. Während man diesen traditionell Fortschritten in der Medizin zuschrieb, wurde er in den letzten Jahrzehnten eher bescheiden bemessen und dagegen die Bedeutung des sozialhistorischen Kontextes betont. Wesentliche Impulse gingen hier von Thomas McKeown aus (McKeown, 1976). Er entwarf vornehmlich am englischen Beispiel ein einfaches Risikomodell mit vier unabhängigen

Variablen und gewichtete es für verschiedene Todesursachen. Da zahlreiche Todesursachen bereits entscheidend zurückgingen, bevor spezifische medizinische Therapien zur Verfügung standen, sei als primärer Faktor der steigende Lebensstandard im Zuge der Industrialisierung, der über eine sowohl quantitativ als auch qualitativ verbesserte Ernährungssituation wirkte, zu nennen. Dies gelte insbesondere im Hinblick auf die Reduktion der Sterblichkeit an Tuberkulose. An zweiter Stelle betont McKeown die Rolle der sanitären Reformen, die eine Abnahme der gastrointestinalen Erkrankungen (Cholera, Abdominaltyphus, Cholera infantum) bewirkt hätten. Sodann verweist er auf Veränderungen in der Virulenz bestimmter Krankheitserreger – besonders bezüglich des Scharlachs.

Medizinische Intervention dagegen seien vor Einführung der Sulphonamide nur im Falle der Kuhpockenimpfung sowie der Serum-Therapie gegen Diphtherie effektiv gewesen.

In der Folgezeit wurden diese Einschätzungen differenziert und weitere politische, soziale, kulturelle und wirtschaftliche Faktoren diskutiert (Vögele, 2001; Harris, 2004). Was den Beitrag der Medizin angeht, wurde beispielsweise die Bedeutung der öffentlichen Gesundheitsvorsorge betont. Weiterhin wurde angemerkt, dass durch die Fokussierung auf England die exorbitante Rolle der gastrointestinalen Erkrankungen der Säuglinge auf dem europäischen Kontinent nicht in den Blick gerate. Ferner blieben durch die Analyse auf nationalstaatlicher Ebene regionale Unterschiede ebenso ausgespart wie die differenziellen Entwicklungen in den Städten und auf dem Land.

Nicht zuletzt aus diesen Gründen wandte sich die Forschung in den folgenden Jahren insbesondere den städtischen Verhältnissen zu (Labisch und Vögele, 1997). Da sich die Städte in der zweiten Phase des Epidemiologischen Übergangs von traditionell ungesunden Orten mit hohen Sterberaten zu Vorreitern des Sterblichkeitswandels entwickelten – und dies in die Blütezeit der kommunalen Selbstverwaltung fällt, in der sich eine umfassende Leistungsverwaltung ausbilden konnte, die wesentliche Aspekte des öffentlichen Gesundheitswesens abdeckte – liegt es nahe, die Auswirkungen der öffentlichen Gesundheitsfürsorge auf den säkularen städtischen Mortalitätsrückgang höher zu bewerten (Vögele, 2001).

Ausgewählte Infektionen: Cholera asiatica und Säuglingssterblichkeit (Cholera infantum)

Cholera asiatica

Die Cholera gilt als die klassische Seuche des 19. Jahrhunderts. Kurze Inkubationszeit und schneller Verlauf dieser Krankheit tragen sicherlich zur Erklärung bei, warum die Seuche auf Asien beschränkt blieb, so lange Transportmittel rar und langsam waren. Dies änderte sich im Zeitalter des Welthandels und der Massenwanderungen. Von Indien ausgehend suchte die Cholera Europa seit den 1830er-Jahren in mehreren Pandemien heim und löste alsbald Pest und Pocken als die „skandalisierten

Krankheiten“ ab. Zunächst die Seuchenzüge und dann oftmals allein schon die Furcht vor einer drohenden Heimsuchung versetzten den Staat, die Industriestädte und die Bevölkerung in Angst und Schrecken. Die Unklarheit über die Ansteckungswege der Krankheit, die entsetzlichen Symptome und der Tod aus „heiterem Himmel“ verschärften die Reaktionen zusätzlich. Häufig wurde der Schrecken der Cholera künstlerisch personifiziert dargestellt, wie hier im Holzschnitt von Alfred Rethel über das erste Auftreten der Cholera in Paris 1832, wo sie über 19.000 Tote forderte und damit dem vorhergegangenen wirtschaftlichen und kulturellen Wachstum ein jähes Ende setzte.

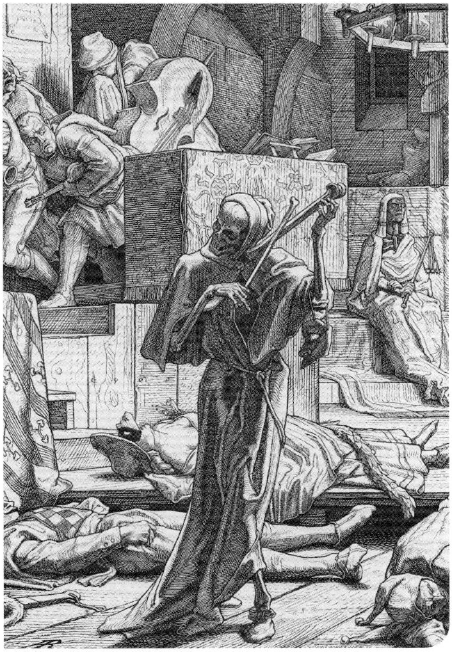

▲ *Alfred Rethel, „Der Tod als Erwürger“*
Bild: Institut für Geschichte der Medizin der Heinrich-Heine-Universität Düsseldorf

So gilt die Cholera allgemein als Motor für die sanitären Reformen, insbesondere was den Ausbau von zentraler Wasserversorgung und Kanalisation angeht, der in deutschen Städten ab den 1870er-Jahren zunehmend systematisch ergriffen wurde.

In diesem Zeitraum vollbrachten die Kommunen, vor allem die Großstädte, technische und finanzielle Pionierleistungen. Sowohl im zeitgenössischen wie auch im heutigen Urteil werden dabei im Allgemeinen die positiven Auswirkungen betont, denn eine adäquate Ausgestaltung solcher Infrastrukturmaßnahmen bot Schutz gegen Epidemien und trug offensichtlich zum Rückgang bestimmter umweltsensitiver Krankheiten, wie beispielsweise Abdominaltyphus oder Cholera, bei.

Andererseits konnten sie die Verbreitung von Seuchen bei unzureichender Ausführung auch begünstigen. In Hamburg etwa wurde das Trinkwasser nicht gefiltert, sodass sich Krankheitserreger durch die zentrale Wasserversorgung besonders leicht über das gesamte Stadtgebiet ausbreiten konnten. Hamburg wurde so in den 1890er-Jahren als einzige Großstadt von der letzten großen westeuropäischen Cholera-Epidemie heimgesucht. Mit über 8.000 Todesfällen binnen weniger Wochen verlief diese Epidemie so dramatisch (Gesundheitsverhältnisse Hamburgs, 1901), dass im Anschluss eine Filteranlage in Rekordzeit gebaut wurde. Nach deren Eröffnung im Mai 1893 blieb die Stadt dann auch von weiteren Cholera-Epidemien verschont.

Darüber hinaus liefen in Hamburg – ähnlich wie beim „Schwarzen Tod" – die gesellschaftspolitischen Reaktionen nach einem typischen Muster ab: Zunächst wird die Bedrohung möglichst lange verschwiegen oder bagatellisiert. So wird im Falle Hamburgs versichert, dass nicht die asiatische Cholera drohe, sondern es sich lediglich um eine normale Häufung des einheimischen Brechdurchfalls während der Sommermonate handle. Lässt sich die Epidemie nicht mehr leugnen, erfolgt eine panikartige Fluchtreaktion. Wer den Ort des Seuchengeschehens verlassen kann, flieht – ablesbar an der Zahl der Fahrkartenverkäufe für die Eisenbahn am Hamburger Hauptbahnhof (Evans, 2005). Dies ist meist schichtenspezifisch bestimmt, bei der berühmten Pest in Florenz etwa flieht der Adel auf das Land – als Rahmenhandlung in Giovanni Boccaccios Novellensammlung Il Decamerone (1348–1353) literarisch verewigt. Nach dem Abklingen der Seuche beginnt die Suche nach den Schuldigen, die sich in der Regel auf jeweilige in der Zeit geltende Randgruppen konzentriert: Im Falle Hamburgs waren das jüdische Migranten, aber auch die Rolle der Sozialdemokratie wurde teilweise kritisch gesehen. Im Mittelalter wurden häufig Juden beschuldigt, in den Anfängen von HIV/AIDS richtete sich der Fokus auf Homosexuelle und Prostituierte.

Unterschiedliche Ansätze bei der Bekämpfung von Cholera

Berücksichtigt werden muss in diesem Zusammenhang, dass die Ätiologie der Cholera zwischen Bakteriologie (Robert Koch) und Vertretern der experimentellen Hygiene (Max von Pettenkofer) durchaus umstritten war.

Als Mitglied der 1848 eingerichteten „Königlichen Kommission für die Erforschung der Cholera" entwickelte Pettenkofer seine lokalistische Bodentheorie, die auf die Bedeutung ökologisch mittelbar und unmittelbar umgebungsbezogener Interventionen abhob. Danach waren Miasmen, die durch Fäulnis und Zersetzung in feuchtem Grund entstünden, die Ursache zahlreicher Seuchen wie Typhus oder Cholera. Entsprechend könnten diese Prozesse durch Trockenlegung des Bodens gestoppt werden.

Während die staatliche Seuchenbekämpfung mittels Sanitätspolizei erst bei Ausbruch einer Epidemie in Aktion trat, gab die experimentelle Hygiene insbesondere den Städten damit Abwehrmaßnahmen an die Hand, die auf eine generelle Krankheitsprophylaxe, das heißt auf eine dauerhafte Gesundheitssicherung, durch Änderung der Umweltverhältnisse zielten. Damit versprach Pettenkofers naturwissenschaftlich-technischer Ansatz auch praktischen ökonomischen Nutzen: In seiner ersten Vorlesung „Ueber den Werth der Gesundheit für eine Stadt" machte Pettenkofer explizit auf die ökonomischen Verluste durch Krankheit aufmerksam (von Pettenkofer, 1876). So stellte er Berechnungen an, dass die durch sanitäre Maßnahmen ersparten Krankentage und geretteten Leben die Investitionskosten dieser Einrichtungen bei Weitem überschritten. Zudem betonte er, dass eine ausreichende sanitäre Infrastruktur wesentlich für das Funktionieren einer modernen Industriestadt war. Traditionelle Formen staatlicher Intervention wie Quarantäne oder Isolation waren im Kontext einer modernen Wirtschaft, die auf dem freien Austausch von Waren und Dienstleistungen basierte, vollkommen kontraproduktiv (Labisch, 1992). Pettenkofer betonte, dass ein Abbrechen des Handelsverkehrs, um die Ausbreitung der Cholera zu verhindern, ein größeres Übel als die Cholera selbst sei, und dass viele Menschen eine Epidemie einer schwerwiegenden Einschränkung ihres Lebensstandards vorzögen. Für die Cholera-Epidemie in Hamburg 1892 wurden in diesem Sinne nicht nur der finanzielle Verlust durch Erkrankungen und Todesfälle, sondern auch die Abnahme des Handels berechnet: Einem Gesamtverlust von 430 Millionen Mark wurden die dagegen bescheiden anmutenden Kosten von 22,6 Millionen Mark für das im folgenden Jahr modernisierte Wasserwerk gegenübergestellt (Vögele und Woelk, 2002).

Säuglingssterblichkeit (Cholera infantum)

Epidemiologisch wesentlich bedeutsamer als die Cholera war die bis ins 20. Jahrhundert enorm hohe Säuglingssterblichkeit. Insbesondere in den heißen Sommermonaten starben Säuglinge in großer Zahl an gastrointestinalen Erkrankungen – von den Zeitgenossen als einheimischer Brechdurchfall oder Cholera infantum bezeichnet. Gleichzeitig ist der Rückgang der Säuglingssterblichkeit eine wesentliche Komponente des säkularen Sterblichkeitswandels. Bis ins 20. Jahrhundert hinein bildeten Säuglinge die Hauptrisikogruppe; entsprechend ist die gesteigerte Lebenserwartung zu einem entscheidenden Maß auf den Rückgang der Säuglingssterblichkeit zurückzuführen. Während zur Mitte des 19. Jahrhunderts mehr als 20 % eines Geburtsjahrganges nicht den ersten Geburtstag erlebten, liegt die Säuglingssterblichkeit heute unter 0,5 %. Höhe und Trend der Säuglingssterblichkeit wurden von zahlreichen Determinanten beeinflusst: Ernährungspraktiken, Legitimität der Säuglinge, Fertilität, Witterung und Klima, sanitäre Infrastruktur (Wasserversorgung, Milchversorgung, Kanalisation), öffentliche Gesundheitsfürsorge, Wohnsituation und allgemeine Lebensbedingungen, zudem Bildungsgrad, Wohlstand und Beruf der Eltern sowie allgemeine Einstellungen zu Leben und Tod (Vögele, 2001).

Angesichts der Prävalenz von gastrointestinalen Erkrankungen ist es wenig überraschend, dass die Ernährungsweise der Säuglinge, das heißt konkret die Frage, wie viele Frauen ihre Säuglinge gestillt haben, als Schlüsselvariable für die gesunde Entwicklung des Säuglings gilt. Die sogenannte „künstliche Ernährung" war mit einer hohen Säuglingssterblichkeit verbunden, extensives Stillen dagegen mit niedrigen Sterbeziffern. Nach Schätzungen zu Beginn des 20. Jahrhunderts war die Sterblichkeit der „Flaschenkinder" bis zu siebenmal höher als diejenige der „Brustkinder". Selbst unter ungünstigen wirtschaftlichen und sozialen Bedingungen starben weniger „Brustkinder" als in guten wirtschaftlichen Verhältnissen lebende künstlich ernährte Säuglinge (Vögele, 2013). Die Fotografie vom Beginn des 20. Jahrhunderts soll die potenziellen Unterschiede im Gesundheitszustand zwischen einem gestillten und einem Flaschenkind verdeutlichen.

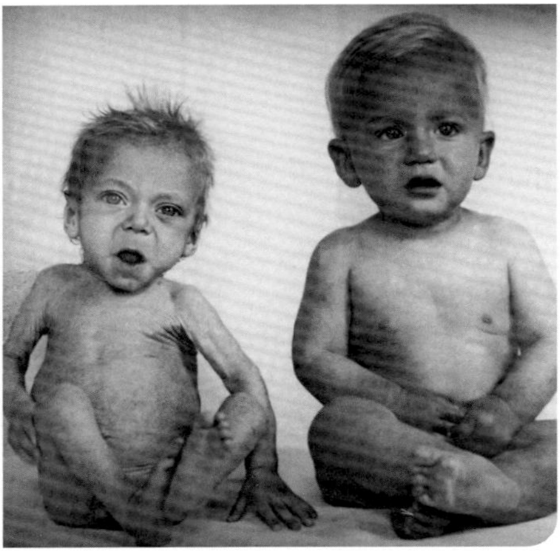

▲ *Ernährungszustand und Säuglingssterblichkeit*

Bild: Institut für Geschichte der Medizin der Heinrich-Heine-Universität Düsseldorf

In vor- und frühmodernen Gesellschaften soll der Tod eines Säuglings als nicht abzuwendendes Schicksal verstanden, ja sogar von einer elterlichen Indifferenz begleitet worden sein (Badinter, 2010). Einerseits schützten sich Eltern angesichts der hohen Säuglingssterblichkeit durch Distanz emotional, andererseits führte genau dies wiederum zu weiteren Todesfällen. Erst sinkende Geburtenraten gegen Ende des 19. Jahrhunderts lösten Befürchtungen aus, dass die Zukunft der Nation in wirtschaftlicher und militärischer Hinsicht nicht mehr gewährleistet sei. Wissenschaft und Politik definierten die Versorgung mit adäquater Milch als eine zentrale städtische Aufgabe, vielerorts wurden Vereine zur Säuglingsfürsorge gegründet, deren Herzstück die Stillpropaganda war, die durch sogenannte „Stillprämien" unterstützt wurden (Stöckel, 1996; Fehlemann, 2009).

Während der Kriegsjahre wurden diese Maßnahmen intensiviert (Dwork, 1987; Vögele, 2012), die Reichswochenhilfe wurde eingeführt, deren Zahlung – anders als die städtischen Stillprämien – nicht von Kontrollbesuchen abhängig war. Zwar leitete sich ihr Anspruch zunächst aus der Kriegsteilnahme des Vaters bzw. Ehemannes ab, allerdings zahlten die Krankenkassen während des Krieges eine erweiterte Wochenhilfe, sodass auch selbst versicherte Frauen diese Leistungen erhielten. Tatsächlich ging die Säuglingssterblichkeit insbesondere in den Städten in den folgenden Jahren 1915 und 1916 signifikant zurück, was sicherlich aber auch auf ein durch Nahrungsengpässe verstärktes Stillverhalten zurückgeführt wird.

Während die Nationalsozialisten das Stillen zur rassischen Mutterpflicht erhoben, wurden die starren Stillempfehlungen in den 1960/70er-Jahren nach ernährungsphysiologischen Erkenntnissen – unterstützt durch Druck der Frauenbewegung – aufgeweicht und die starke Betonung des Stillens für die gesunde Entwicklung des Säuglings abgeschwächt (Manz et al., 1997). Gleichzeitig entwickelten die Forschungslabors der großen Lebensmittelkonzerne industrielle Babynahrung zu einem Hightechprodukt, das mit ausgeklügelten Werbekampagnen weltweit vertrieben wurde. In diesen fortschritts- und technologieorientierten Jahren fiel die Propagierung eines frühen Übergangs zur künstlichen Babynahrung auf fruchtbaren Boden. Zudem wurde im Zuge der aufkommenden Umweltbewegung auf die potenzielle toxische Belastung der Muttermilch verwiesen.

Widerstand gegen die Vermarktung von Produkten zur künstlichen Säuglingsernährung regte sich erst in den letzten Jahrzehnten des 20. Jahrhunderts besonders im Blick auf die Entwicklungsländer, wo Nahrungsmittelkonzerne nicht zuletzt angesichts der sinkenden Geburtenraten in den Industrienationen versuchten, neue Märkte zu erschließen. Entsprechend internationalisierten sich die Debatten. Gleichzeitig verwiesen die Fachleute seit den 1980er-Jahren selbst trotz AIDS/HIV wieder verstärkt auf die gesundheitlichen Vorteile des Stillens. Global betrachtet spielen die auf Mangel- und Fehlernährung zurückzuführenden Krankheitskomplexe bis heute eine dominierende Rolle im Todesursachenpanorama.

Ausblick

Die Lebenserwartung hat sich in den Industrienationen drastisch erhöht, der Tod zog sich in die höheren Altersgruppen zurück; entsprechend dominieren derzeit Herz-Kreislauf-Erkrankungen und Krebs das Todesursachenpanorama. In globaler Perspektive sieht das Bild allerdings anders aus: Neue und wiederkehrende, längst besiegt geglaubte Seuchen wie HIV/AIDS, Malaria, Tuberkulose und andere Infektionskrankheiten bedrohen die Gesundheit der Weltbevölkerung. Weltwirtschaft, internationale Migration und Massentourismus machen diese zu globalen Risiken, die durch internationale Institutionen wie der 1948 gegründeten Weltgesundheitsorganisation (WHO) beobachtet und kontrolliert werden sollen, ihren Niederschlag aber häufig in regionalen und lokalen Zusammenhängen finden. So versetzte ein Bakterium namens EHEC – Auslöser von blutigen Durchfallerkrankungen – im Frühsommer 2011 Gesundheitsbehörden und Bevölkerung in Alarmzustand. Alsbald machten epidemiologische Untersuchungen ägyptischen Bockshornkleesamen als Ursache der Infektion aus. Ein Jahr später wies die mikrobiologische Analyse nach China; von dort gelangten tiefgekühlte und mit Noroviren verseuchte Erdbeeren an ostdeutsche Schulen, und es erkrankten in der Folge mehr als 11.000 Schüler an Brechdurchfall. Auch hier spielten gefühlsgeleitete Reaktionen der Bevölkerung – angeregt durch die mediale Berichterstattung – eine große Rolle, hier griffen Aspekte der emotionalen Epidemiologie des Seuchengeschehens. Gleichwohl sind viele Ursachen für gehäuftes Auftreten von Infektionskrankheiten auch in den Industriestaaten selbst zu suchen, man denke etwa an Nosikomialinfektionen oder an den verbreiteten Gebrauch von Antibiotika in der Medizin und in der Landwirtschaft, der zu steigenden Resistenzen führt.

Dies alles legt nahe, dass Infektionskrankheiten auch künftig eine gewichtige Rolle spielen werden und macht deutlich, dass Auftreten und Bekämpfung nicht auf die mikrobiologische und medizinische Perspektive verengt, sondern in politischer, wirtschaftlicher und gesellschaftlicher Hinsicht analysiert werden müssen – wobei die zeitliche Dimension eine zentrale Rolle spielt, um Ursache, Verlauf und Bekämpfung sowie auch die Wahrnehmung einer Seuche adäquat bewältigen zu können (vgl. Vögele, 2016).

Weiterführende Literatur

Elisabeth Badinter, München 2010
Der Konflikt. Die Frau und die Mutter

Klaus Bergdolt, München 1994
Der Schwarze Tod in Europa –
Die Große Pest und das Ende des Mittelalters

Deborah Dwork, London 1987
War is Good for Babies and Other Young Children.
A History of the Infant and
Child Welfare Movement in England 1898–1918

Richard J. Evans, Oxford 2005
Death in Hamburg: Society and
Politics in the Cholera Years, 1830–1910

Silke Fehlemann, Essen 2009
„Armutsrisiko Mutterschaft". Mütter- und
Säuglingsfürsorge im rheinisch-westfälischen
Industriegebiet 1890–1924

Heinrich Haeser, 3. bearb., Bd. 3, Jena 1882
Lehrbuch der Geschichte der Medizin und der
epidemischen Krankheiten

Hamburg 1901
Die Gesundheitsverhältnisse Hamburgs im
neunzehnten Jahrhundert. Den ärztlichen
Teilnehmern der 73. Versammlung Deutscher
Naturforscher und Ärzte gewidmet von dem
Medicinal-Collegium

Jo N. Hays, New Brunswick 1998
The Burdens of Disease. Epidemics and Human
Response in Western History

Bernard Harris, Social History of Medicine 17 (2004), 379–407
Public Health, Nutrition, and the Decline of
Mortality: The McKeown Thesis Revisited

David Herlihy, Berlin 1997
Der Schwarze Tod und die Verwandlung Europas

Alfons Labisch, Frankfurt 1992
Homo Hygienicus, Gesundheit und
Medizin in der Neuzeit

Alfons Labisch und Jörg Vögele,
Archiv für Sozialgeschichte 37 (1997), 396–424
Stadt und Gesundheit. Anmerkungen zur neueren
sozial- und medizinhistorischen Diskussion in
Deutschland

Friedrich Manz, Irmgard Manz und
Thomas Lennert, Monatsschrift für
Kinderheilkunde 145 (1997), 572–587
Zur Geschichte der ärztlichen
Stillempfehlungen in Deutschland

Peter Marschalck, Frankfurt a. M. 1984
Bevölkerungsgeschichte Deutschlands
im 19. und 20. Jahrhundert

Thomas McKeown, London 1976
The Modern Rise of Population

Danielle Ofri, N Engl J Med 361 (2009), 2594–2595
The Emotional Epidemiology of H1N1 Influenza
Vaccination

S. Jay Olshansky et al.,
Population Bulletin 52 (1997), 2–46
Infectious Diseases – New and Ancient Threats to
World Health

Abedel R. Omran,
Milbank Memorial Fund Quarterly 83 (2005), 731–757
The Epidemiologic Transition. A Theory of the
Epidemiology of Population Change

Max von Pettenkofer, Braunschweig 1876 (2)
Ueber den Werth von Gesundheit für eine Stadt, in: Max von Pettenkofer, Populäre Vorträge

RKI
Epidemiologisches Bulletin 10 (2011)

Siegrid Stöckel, Berlin 1996
Säuglingsfürsorge zwischen sozialer Hygiene und Eugenik. Das Beispiel Berlins im Kaiserreich und in der Weimarer Republik

Malte Thießen (Hg.), München 2014
Infiziertes Europa: Seuchen im langen 20. Jahrhundert

Manfred Vasold, Stuttgart 2008
Grippe, Pest und Cholera. Eine Geschichte der Seuchen in Europa

Jörg Vögele, Berlin 2001
Sozialgeschichte städtischer Gesundheitsverhältnisse während der Urbanisierung

Jörg Vögele, Frankfurt am Main 2012, 335–345
Sozialpädiatrie, Säuglingssterblichkeit und der Erste Weltkrieg, in: U. Caumanns, F. Dross und A. Magowska (Hg.), Medizin und Krieg in historischer Perspektive

Jörg Vögele und Wolfgang Woelk, Opladen 2002, 121–133
Der „Wert des Menschen" in den Bevölkerungswissenschaften vom ausgehenden 19. Jahrhundert bis zum Ende der Weimarer Republik, in: R. Mackensen (Hg.), Bevölkerungslehre und Bevölkerungspolitik vor 1933

Jörg Vögele, Luisa Rittershaus und Thorsten Halling, Health 5 (2013), 2190–2203
"Breast is best". Infant-feeding, infant mortality and infant welfare in Germany during the late nineteenth and twentieth centuries

Jörg Vögele, Stefanie Knöll und Thorsten Noack (Hg.), Wiesbaden 2016
Epidemien und Pandemien in historischer Perspektive – Epidemics and Pandemics in Historical Perspective

WHO Malaria fact sheet N°94 2013,
updated 2013 (http://www.who.int/mediacentre/factsheets/fs094/en/, letzter Zugriff 19.02.2014)

WHO Tuberculosis fact sheet N°104;
updated October 2013. (http://www.who.int/mediacentre/factsheets/fs104/en/index.html, letzter Zugriff 19.02.2014)

Stefan Winkle , 3. Auflage Düsseldorf 2005
Geißeln der Menschheit. Kulturgeschichte der Seuchen

Prof. Dr. phil. Jörg Vögele

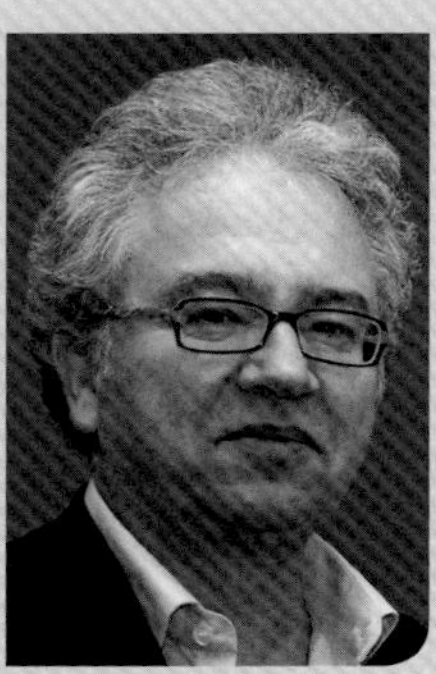

Bild: Vögele

Prof. Dr. phil. Jörg Vögele ist Geschäftsführer des Instituts für Geschichte der Medizin der Heinrich-Heine-Universität Düsseldorf.

Jörg Vögele studierte an den Universitäten Konstanz und Bristol; 1987 erlangte er den Dr. phil. an der Universität in Konstanz. Darauf folgten wissenschaftliche Tätigkeiten an den Universitäten Konstanz, Liverpool und Düsseldorf. Die Habilitation erfolgte im Jahre 1999 an der Universität Düsseldorf. Jörg Vögele war Feodor-Lynen-Stipendiat der Alexander-von-Humboldt-Stiftung an der Universität Liverpool. Von 1994 bis 2000 arbeitete er als Assistant Director des Institute for European Population Studies in Liverpool und war Fellow der Universität Liverpool. 1998 bis 2000 hatte er die Leitung des Arbeitskreises Historische Demografie der Deutschen Gesellschaft für Demografie inne. Im Sommersemester 2001 übernahm er eine Gastprofessur an der Karls-Universität Prag.

Derzeitige Arbeitsschwerpunkte liegen im Bereich der Sozialgeschichte der Medizin sowie der historischen Demografie und Epidemiologie.

Institut für Geschichte der Medizin

Forschungsschwerpunkte

- Wechselseitige Abhängigkeit von Gesellschaft und Medizin (u. a. Konzeptwandel der Medizin; Konzeptionen von naturwissenschaftlicher Medizin im Vergleich zur Naturheilkunde; historische Aspekte von Altern und Alter; Bedeutung der Medizin in Modernisierungsprozessen (Japan, China)
- Geschichte der Öffentlichen Gesundheit („Public Health"), Krankenhaus- und Gesundheitswesen samt Psychiatrie generell und am lokalen Beispiel Düsseldorf; Kolonial- und Tropenmedizin, in Sonderheit Malaria
- Historische Demografie und Epidemiologie im internationalen Vergleich; Geschichte der Bevölkerungswissenschaften und der Gesundheitsberichterstattung
- Ethik der Medizin mit Blick auf die wechselseitige Abhängigkeit von Gesellschaft und Medizin in herausragenden Umbruchperioden (u. a. Medizin im Nationalsozialismus), Geschichte der Ethik in der Medizin
- „Mensch und Tod" in der bildenden Kunst (Katalogisierung und wissenschaftliche Auswertung der Grafiksammlung der Heinrich-Heine-Universität)

Institut für Geschichte der Medizin

Medizinische Fakultät
Heinrich-Heine-Universität Düsseldorf
40001 Düsseldorf

Tel.: 0211 81-1 39 40
Fax: 0211 81-1 39 49

InstGeschMed@uni-duesseldorf.de

Ein Mysterium und seine Entzauberung: Infektionskrankheiten in der bildenden Kunst am Beispiel Pest und Tuberkulose

Timo Ulrichs

Infektionskrankheiten begleiten den Menschen schon seit seiner Existenz. Neben medizinischen Antworten auf diese Bedrohung haben Menschen immer wieder versucht, ihre Erfahrungen mit Infektionskrankheiten, besonders aber mit Seuchen und Plagen, künstlerisch zu verarbeiten. Im Folgenden soll die Darstellung zweier ausgewählter Infektionskrankheiten in der bildenden Kunst behandelt werden, der Pest und der Tuberkulose. Dabei erhebt diese Betrachtung keinerlei Anspruch auf Vollständigkeit oder hat gar den Anspruch, ein Deutungsmonopol zu besitzen. Vielmehr soll folgender Text dazu anregen, altbekannte Werke aus verschiedenen Kunstepochen einmal aus einem anderen Blickwinkel heraus zu betrachten.

Pest (Erreger: Yersinia pestis)

„Mit allzu hohen Wellen schlägt das Unheil zusammen über unserer Stadt; das Haupt vermag sie nicht mehr aus dem blut´gen Schwalle zu heben, der sie in den Abgrund zieht. Pest ist im Land. Der fürchterliche Gott mit seinen Fieberpfeilen quält das Volk."

Sophokles, Ödipus

Wie ein großes göttliches Strafgericht kam die Pest in der Antike und im Mittelalter über die Menschen. Manches Mal so plötzlich, dass der Patient sich von einem Krankheitspfeil durchbohrt sah, die Schmerzen waren bei der Pest durchaus mit denen von Pfeilwunden vergleichbar. Plötzlich und unerwartet schlug die Krankheit zu, so wie die Pfeile von Apoll und Artemis die sieben Söhne und sieben Töchter der Niobe trafen, die sich hoffärtig über die Mutter der beiden griechischen Gottheiten erhoben hatte. Auch in der Bibel kommt die Pest vor. Sie ereilt die Philister als göttliche Strafe dafür, dass sie den Israeliten die Bundeslade mit den zehn Geboten geraubt hatten. In der Darstellung dieser Szene von Nicolas Poussin (Die Pest der Philister, Louvre, Paris) sieht man neben den Menschen auch Ratten.

Heute wissen wir, dass der Pesterreger in der Tat von Ratten übertragen wird (im Detail beschrieben von Albert Camus, Die Pest), genauer gesagt vom Rattenfloh. Und die Übertragung konnte immer dort leicht geschehen, wo Menschen und Ratten eng zusammen hausten, vor allem in den Städten. Nach einem infizierten Flohbiss breitet sich der Erreger über die Lymphbahnen aus, und da der Floh nicht besonders hoch springen kann, sind meistens die inguinalen Lymphknoten zuerst betroffen. Beulenpest in der Leistengegend war also besonders häufig. Der Erreger konnte aber auch andere Organsysteme befallen, z. B. die Lunge, und durch den sogenannten „Pesthauch" konnte sich der Erreger so von Mensch zu Mensch verbreiten.

Wo die Pest genau herkam, ist bis heute unbekannt. Sicher ist nur, dass sie sich 1345/46 unter den Belagerungstruppen des Großkhans vor der genuesischen Handelsniederlassung Kaffa auf der Krim ausbreitete und wahrscheinlich zuvor aus dem Inneren Asiens dorthin gewandert war. Die genuesische Handelsniederlassung war den Mongolen ein Dorn im Auge, und mit der Belagerung sollten die Genuesen endgültig von der Krim vertrieben werden. Der Großkhan konnte die Stadt zwar von der Landseite her belagern, aber in Ermangelung einer Flotte nicht aushungern. Von der Seeseite her wurde Kaffa regelmäßig von Schiffen angelaufen. Als sich die Pest unter den mongolischen Truppen ausbreitete, schien das Kriegsglück aufseiten der Genueser zu sein. Vor Aufgabe der Belagerung entschloss sich der Großkhan, Pestleichen aus seinen Reihen mit Katapulten ins Innere der belagerten Stadt schleudern zu lassen. In der Tat breitete sich die Pest daraufhin auch unter der Stadtbevölkerung aus – so gesehen war dies der erste historisch verbürgte Einsatz einer Biowaffe. Einige Genuesen entschlossen sich daraufhin, die Stadt per Schiff zu verlassen, die Pest war mit an Bord, und die genuesischen Schiffe verbreiteten sie entlang ihrer Route durch das Mittelmeer. Bald waren die Handel treibenden italienischen Städte pestverseucht: Genua, Pisa, Florenz und Venedig. Auf dem Camposanto in Pisa ist ein Fresko erhalten, das den Triumph des Todes zeigt: Reihenweise werden die Menschen von Tod und Teufel entführt (Meister Traini, Trionfo della morte, 1356, Camposanto di Pisa). In dem Gedicht von den drei Toten heißt es: *Quod fuimus estis, quod sumus, eritis* (Was wir waren, seid ihr, was wir sind, werdet ihr (bald) werden).

Die große Pest von 1347–1353 kostete einem Drittel der Bevölkerung Europas das Leben. Die Menschen konnten sich Ursache und Auswirkungen der Pest nicht erklären. Ein beredtes Dokument dieser Hilflosigkeit ist das vom französischen König Philipp VI. bei der Pariser Universität in Auftrag gegebene Pestgutachten von 1348. Zu Pestheiligen avancierte der heilige Sebastian – wegen seines Märtyrertodes durch Pfeile. Häufig wurde ein silberner Sebastianpfeil als Abwehramulett getragen. Und der heilige Rochus (1295–1327), der sich in der Krankenpflege hervorgetan hatte, und als er selbst erkrankte, von Engeln und einem Hund, der seine Wunden leckte, gepflegt wurde. Seine Gebeine wurden von Montpellier später in das damals von der Pest stark verheerte Venedig übertragen. Dort, in der Scuola di San Rocco, entstand Tintorettos berühmter Zyklus. In der Kirche Santa Maria della Salute in Venedig hängt ein Gemälde von Tizian, das den heiligen Markus darstellt, flankiert von den Heiligen Cosmas und Damian sowie den Pestheiligen Sebastian und Rochus (Tizian, 1510).

Erst 1377 führte Venedig eine Absonderung pestverdächtiger Schiffe auf der Isola di San Lazaro vor der Lagune für 30 Tage ein („Trentana"). Von dieser Maßnahme stammt unser heutiger Begriff „isolieren". Bald stellte sich heraus, dass die 30-tägige Isolation die Inkubationszeit des Pesterregers nicht vollständig abdeckte, sodass später andere Hafenstädte wie Dubrovnik und Marseille die Trentana auf 40 Tage erhöhten, quaranta giorni, woraus sich der Begriff der Quarantäne ableitet. Viele Städte führten während der Zeit der großen Pest rigorose Kontrollen an den Zugängen ein: Nur wer sich mit einem Pestbrief als frei von der Seuche ausweisen konnte, durfte die Stadt betreten. Der Pestbrief ist der Vorläufer unseres Reisepasses, und diese städtehygienischen Maßnahmen waren durchaus erfolgreich: So blieben Mailand oder Liège frei von der Pest. Darüber hinaus führten viele Städte eine Meldepflicht für die Pest und andere Infektionskrankheiten ein und gründeten Pesthospitäler vor den Toren der Stadt. Auch die Charité in Berlin ist ein solches Pesthospital, gegründet 1710 vom preußischen König, allerdings trat die Pest danach in Preußen nicht mehr auf.

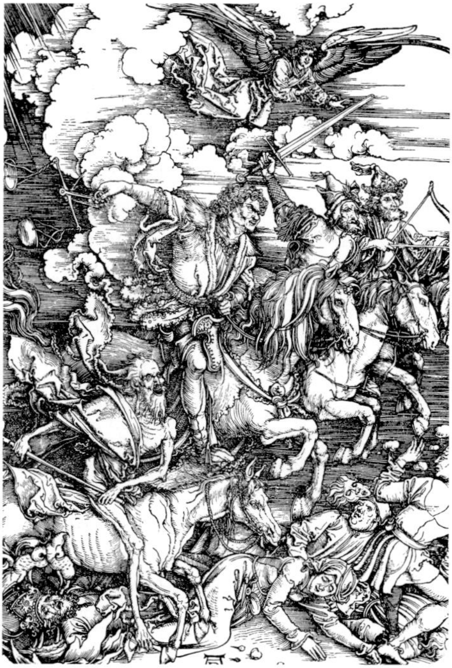

▲ *Albrecht Dürer, „Die Apokalyptischen Reiter"*
Bild: Thüringer Landesmuseum Heidecksburg Rudolstadt

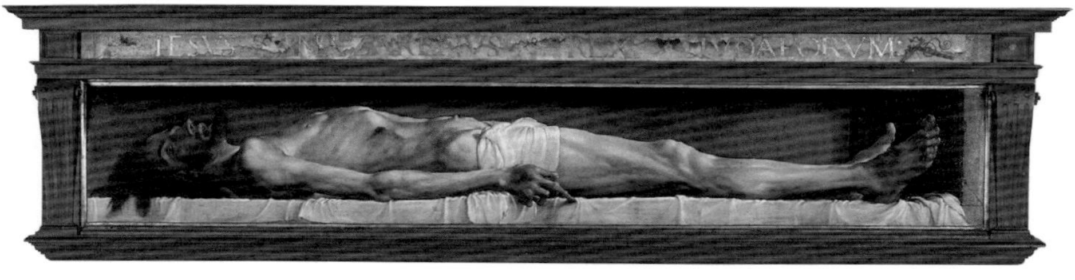

▲ *Hans Holbein, „Der tote Christus im Grabe"*
Bild: Kunstmuseum Basel

Der Triumph des Todes war in Zeiten der Pest immer wieder Gegenstand bildlicher Darstellungen. Auch die Apokalypse wurde von den Künstlern als Thema einer Auseinandersetzung mit dem Schwarzen Tod (ein anderer Begriff für die Pest) genommen. Albrecht Dürers Darstellung der Apokalypse von 1498 zeigt die vier apokalyptischen Reiter jeweils mit ihren Attributen: den Tod mit der Heugabel, die Hungersnot mit der Waage, den Krieg mit dem Schwert – und die Pest mit den Pfeilen. Auch wurde der Tod häufig als Gleichmacher dargestellt, beispielsweise in den Totentänzen in vielen Kirchen oder in einer Radierung von Hans Holbein, in der der Tod, angetan mit den Insignien eines Bischofs, einen widerstrebenden Mönch abholt (Hans Holbein, Bilder des Todes, 1538, Lyon). Von Holbein stammt auch eine ungewöhnliche Christusdarstellung: Der tote Christus im Grabe (1521, Öffentliche Kunstsammlungen Basel), bei der nicht nur das Format besonders ist, sondern auch die lebens- bzw. todesnahe realistische Darstellung des Gestorbenen. Man könnte vermuten, dass Holbein eine Pestleiche zum Vorbild gedient habe. Das ungewöhnliche Bild machte jedenfalls einen tiefen Eindruck auf Fjodor Dostojewskij – er hat es in seinem Roman „Der Idiot" verarbeitet. In Pieter Bruegels Bild „Triumph des Todes" von 1562 kommt die Pest neben Ruhr und Fleckfieber als typische Kriegsseuche vor (Pieter Bruegel, Triumph des Todes, 1562, Museo del Prado, Madrid). Eine letzte explizite Darstellung der Pest stammt von Jean-Antoine Gros. In seinem Gemälde „Bonaparte besucht die Pestkranken in Jaffa am 11. März 1799" (gemalt 1804, Louvre, Paris) wird Napoleon dargestellt, wie er die Pestbeule eines Soldaten berührt. Diese Heldentat und Fürsorge haben allerdings in der Realität so nie stattgefunden. Die Situation in Jaffa markiert das schmähliche Ende von Napoleons Ägyptenfeldzug. Nachdem seine Flotte vor Alexandria von den Briten unter Horatio Nelson versenkt worden war, musste Napoleon mit seinen Truppen den Landweg nehmen. Bei Jaffa (in der Nähe des heutigen Tel Aviv) wurden seine Soldaten tatsächlich von der Pest heimgesucht. Statt sich jedoch um seine Soldaten zu kümmern, verließ Napoleon die Reste seiner Armee und begab sich über das Mittelmeer zurück nach Frankreich, um dort in die politischen Wirren einzugreifen.

Tuberkulose (Erreger: Mycobacterium tuberculosis)

Elisabeth von Thüringen
Anton Tschechow
Emily Bronté
Fréderic Chopin
John Keats
David H. Lawrence
Vivien Leigh
George Orwell
Niccolò Paganini
Edgar Allan Poe
Jean Baptiste Poquelin (Molière)
Jean J. Rousseau
Friedrich Schiller
Sir Walter Scott
Percy B. Shelley
Robert L. Stevenson

Die Liste ist nicht vollständig. Es gibt viele berühmte Opfer der Tuberkulose. Von vielen wissen wir, weil sie berühmte Künstler oder Wissenschaftler waren. Sofort drängen sich drei Fragen auf:

- Was hätten diese Menschen noch schaffen und leisten können, wenn die Tuberkulose ihr Leben nicht vorzeitig beendet hätte?
- Von wie vielen Menschen, die auch an Tuberkulose starben, wissen wir nichts, obwohl auch sie das Potenzial für große Leistungen gehabt hätten, für uns aber namenlos geblieben und ihre möglichen Leistungen für die Menschheit verloren sind?
- Welchen Einfluss hatte die Gegenwart der schrecklichen Seuche Tuberkulose während unterschiedlicher Kunstepochen im positiven wie im negativen Sinn auf das Kunstschaffen?

Die erste Frage reizt zu Spekulationen, muss aber zwangsläufig unbeantwortet bleiben. Zur Beantwortung der zweiten Frage könnte man viele Statistiken bemühen, die das historische Ausmaß der Seuche Tuberkulose veranschaulichen. Schon seit dem Altertum wird die Tuberkulose als ständiger Begleiter der Menschheit identifiziert und erlebt, ihre Präsenz war über alle Epochen hinweg allgegenwärtig. Im Deutschland Rudolf Virchows wies fast jeder obduzierte Leichnam einen Tuberkuloseherd auf, der oft genug die Todesursache war, aber auch eine latente Infektion anzeigte. Die Tuberkulose war in Deutschland bis in die Zeit nach dem Zweiten Weltkrieg ein großes Problem. Seit dieser Zeit sinken die Zahlen kontinuierlich. Global gesehen ist aber auch heute noch, im 21. Jahrhundert, die Tuberkulose diejenige bakterielle Infektionskrankheit mit den meisten Todesfällen. Sie gehört zusammen mit Malaria und HIV/AIDS zu den drei großen Killern der Menschheit. Die WHO schätzt, dass jedes Jahr ca. 1,2 Millionen Menschen an Tuberkulose versterben und ca. 9 Millionen neu an Tuberkulose erkranken. Wie viel Potenzial zu großen Leistungen, wie viele Lebensjahre durch die immer noch wütende Tuberkulose verlorengehen, kann nicht ermessen werden. Die dritte Frage nach dem Einfluss der allgegenwärtigen Tuberkulose auf die Kunst und Kultur kann beantwortet werden, wenn wir nach typischen Darstellungen von Symptomen der Tuberkulose in der bildenden Kunst oder in der Literatur und Musik fahnden, die Künstlerbiografien durchforsten und zusammenfassend die einzelnen Kunstepochen auf ihr Verhältnis zum weißen Tod hin überprüfen. Fest steht, dass in der Gegenwartskunst die Tuberkulose keine nennenswerte Rolle mehr spielt. Ihre Bedeutung in der Kunst hat mit der Erkenntnis ihrer Ursachen und der Möglichkeit einer guten Diagnostik seit der goldenen Ära der Mikrobiologie im 19. Jahrhundert sowie mit der Möglichkeit einer medikamentösen Behandlung im 20. Jahrhundert abgenommen und ist heute gänzlich verschwunden. Umso mehr lohnt es sich, den Blick zurückzuwenden und zu fragen, welchen Einfluss sie auf Meisterwerke und weniger bekannte Werke hatte. Im Folgenden sei dies schlaglichtartig – ähnlich wie zuvor bei der Pest – anhand einiger Beispiele der bildenden Kunst aus verschiedenen Epochen getan.

Schon im Alten Ägypten war die Tuberkulose als allgegenwärtige Volkskrankheit in den bildlichen Darstellungen präsent. Insbesondere kennen wir Darstellungen von Knochentuberkulose in Ausgestaltungen von Gräbern des Mittleren und Neuen Reiches. Dass die Tuberkulose im Alten Ägypten weit verbreitet war, bezeugen eindeutige pathologische Befunde an Mumien aus dem Mittleren Reich. Die Tuberkulosekranken gehörten ausnahmslos der Oberschicht an, und es ist anzunehmen, dass die Durchseuchung in der einfachen Landbevölkerung (Fellachen) noch weitaus größer war.

In der Renaissance wurde die schöne blasse und zartgliedrige Schwindsüchtige sogar zum Schönheitsideal erhoben und seit den Bildern Sandro Botticellis „Die Geburt der Venus" und „Der Frühling" immer wieder aufgenommen. Die auf beiden Bildern Dargestellte ist Simonetta Vespucci, die Geliebte Guilano de' Medicis, die 1476 an Tuberkulose gestorben war. Guilano de' Medici beauftragte Botticelli, die Geliebte posthum zu porträtieren. Botticelli gelang es, die Zartgliedrigkeit und Blässe der Verstorbenen in einzigartiger Weise darzustellen, eine zerbrechliche und melancholische Schönheit. Später wurde das Schönheitsideal der schönen Schwindsüchtigen im Zeitalter der Romantik des 19. Jahrhunderts wieder aufgenommen. Die Präraphaeliten verehrten nicht nur das oben beschriebene Schönheitsideal, sondern sie betrachteten darüber hinaus die Gegenwart des bleichen Todes geradezu als Grundvoraussetzung für künstlerisches Schaffen. Diese Beispiele der Darstellung der Tuberkulose in Gemälden aus verschiedenen Epochen zeigen eindrücklich die alltägliche Gegenwart des weißen Todes. Im Folgenden soll auf ein weiteres Beispiel eingegangen werden, keine explizite Darstellung der Tuberkulose selbst, aber ihr Einfluss auf die Werke eines Künstlers des 17. Jahrhunderts. Anders als die Präraphaeliten und Romantiker hat der Künstler hier nicht die Tuberkulose gesucht, sondern sie ist vielmehr über ihn hereingebrochen.

Sucht man in der Literatur nach Verbindungen von Rembrandt mit der Medizin, stößt man sofort auf sein berühmtes Werk „Die Anatomiestunde des Dr. Nicolaes Tulp" (1632; Het Mauritshuis, Den Haag). Viele wissenschaftliche Arbeiten beschäftigen sich mit dieser Darstellung einer Lehrveranstaltung, die die rein beschreibende Anatomie Vesals hinter sich lässt und der funktionalen Lehre der Bewegung den Vorzug gibt (Dr. Tulp erklärt gerade die Funktion des M. flexor digitorum superficialis).

Mehrere Arbeiten gehen der Frage nach, ob Rembrandts „Die badende Bathseba" (1654, Musée du Louvre, Paris) an Brustkrebs, einem Tuberkuloseabszess oder einfach einer Mastitis leidet. Wieder andere analysieren Rembrandts späte Selbstporträts unter psychologischen und medizinischen Aspekten. Ein Aspekt ist bisher nur wenig beachtet worden, nämlich wie die Tuberkulose Leben und Werk Rembrandts nachhaltig beeinflusste. Rembrandt Harmenszoon van Rijn (*1606 in Leiden, †1669 in Amsterdam) heiratete in jungen Jahren Saskia van Uylenburgh, die er oft in Porträts darstellte (z. B. Saskia als Flora, National Gallery London, oder Porträt Saskia van Uylenburgh, National Gallery of Art Washington, beide 1635 entstanden). Saskia war die Cousine des Kunsthändlers Hendrick van Uylenburgh, der 1625 von Polen nach Amsterdam umgesiedelt war. Seit 1631 verbanden Uylenburgh und Rembrandt geschäftliche Verbindungen. Wie glücklich die Ehe von Saskia und Rembrandt anfangs gewesen sein muss, zeigt das Gemälde „Rembrandt und Saskia im Gleichnis vom verlorenen Sohn", das Rembrandt und Saskia beim fröhlichen Feiern darstellt (Galerie Alte Meister, Dresden). Das Bild ist farbenfroh und voller Dynamik, die sich in den drehenden Bewegungen der dargestellten Personen sowie den wie zufällig eingefangenen Gesichtsausdrücken manifestiert. Wahrscheinlich

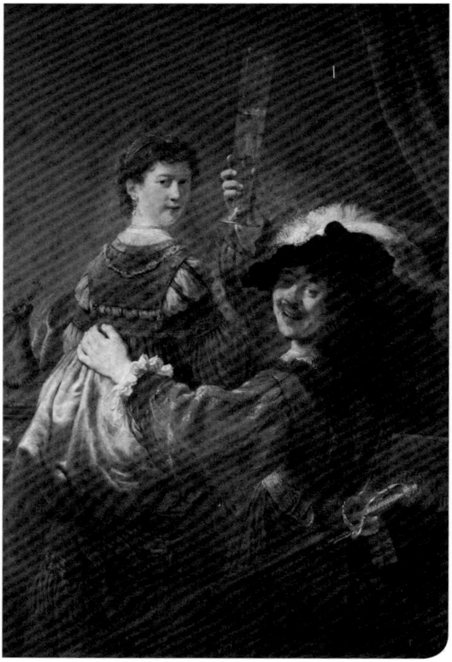

▲ *Rembrandt Harmenszoon van Rijn, „Rembrandt und Saskia im Gleichnis vom verlorenen Sohn"*

Bild: Galerie Alte Meister, Dresden

litt und verstarb die Mutter Saskias an Tuberkulose und steckte ihre Familienmitglieder an.

1635 wurde Rembrandt und seiner Frau Saskia ihr erster Sohn Rumbertus geboren, der jedoch bald nach der Geburt starb, sehr wahrscheinlich an Tuberkulose. Rembrandt malte daraufhin das Bild „Die Opferung Isaaks" (1636, Alte Pinakothek, München), um diesen Verlust zu verarbeiten. Der Vergleich mit demselben Motiv, das Rembrandt vor dem Tod seines Sohnes 1635 als Auftragsarbeit ausführte (Eremitage, St. Petersburg), ist bezüglich der theologischen Aussage sehr aufschlussreich. In den folgenden Jahren starben eine Schwester Saskias und die neugeborene Tochter Cornelia an Tuberkulose, und Rembrandt stellte 1639 das in düsteren Farben gehaltene Gemälde der Grablegung Christi fertig (Alte Pinakothek, München), ein Teil der Passionsserie, zu der er vom Haager Hof in den 1630er-Jahren den Auftrag erhielt. Im folgenden Jahr 1640 gebar Saskia eine weitere Tochter, ebenfalls mit dem Namen Cornelia, und auch sie verstarb bald nach der Geburt, wiederum sehr wahrscheinlich an Tuberkulose. 1641 erlag die Lieblingsschwester Saskias, Titia, der Tuberkulose, und ein Jahr später starb Saskia selber an Tuberkulose. Rembrandt malte ein letztes Porträt von ihr, posthum im Jahr 1643 (Gemäldegalerie Berlin). Es zeigt Saskia bereits von der Tuberkulose gezeichnet. Inmitten dieser Verluste und schweren Erkrankungen von Kindern und Angehörigen durch die Schwindsucht malte Rembrandt im Jahre 1639 das Bild „Die Grablegung Christi" (Alte Pinakothek, München), ein Motiv, das Rembrandts Zustand sicherlich am besten beschreibt. In den Jahren der Trauer um den Verlust seiner geliebten Frau Saskia erhielt Rembrandt den Auftrag, die siegreiche Rückkehr eines Hauptmannes und seines Regimentes darzustellen (offizieller Titel: „Die Kompanie des Frans Banning Cocq"; Arbeitstitel des Auftraggebers: „Der Hauptmann gibt seinem Leutnant den Auftrag, die Bürgerwehr marschieren zu lassen". Das Bild fiel wie die Darstellungen der biblischen Szenen wiederum so dunkel aus, dass es späterhin „Die Nachtwache" genannt wurde) (Rijksmuseum Amsterdam). Der Auftraggeber lehnte auch folgerichtig die Abnahme des Bildes ab, was Rembrandts finanziellen Ruin einleitete. Eine weitere Erklärung für die düstere Wirkung des Bildes wird dadurch gegeben, dass es an seinem Standort über dem Kamin des Amsterdamer Rathauses nachgedunkelt sein soll, was aber nach Restaurierungen des Bildes nach Attacken in den Jahren 1975 und 1989 hätte behoben werden können.

Das einzige überlebende Kind, der 1641 geborene Sohn Titus, war kränklich, und so stellte Rembrandt zu seiner Pflege die Magd Hendrikje Stoffels an, die bald auch seine Geliebte wurde (ihr Porträt hängt in der Gemäldegalerie Berlin). 1663 starb sie an Tuberkulose, die wahrscheinlich über Titus übertragen wurde. Titus selbst starb 1668, ebenfalls sehr wahrscheinlich an Tuberkulose. Rembrandt erholte sich nie wieder von diesen persönlichen Verlusten, auch sein finanzieller Ruin war unumkehrbar. Der einst gefeierte Porträt- und Auftragsmaler starb einsam und verarmt.

Es bleibt festzuhalten, dass die familiären Schicksalsschläge neben anderen Einflüssen Rembrandt bewogen haben könnten, sich verstärkt biblischen Themen für seine Gemälde zu widmen, insbesondere solchen, deren Darstellung inhaltlich wie in der Ausgestaltung seine augenblickliche Gefühlslage widerspiegeln und damit ihrer Verarbeitung dienen. Rembrandts einzigartiger Umgang mit Licht und Schatten, das Herausarbeiten von Personen und Details aus dem Dunkel und die (schwache) Beleuchtung der Schlüsselszene seiner Darstellung könnten ebenfalls durch die persönlichen Verluste durch die Tuberkulose beeinflusst worden sein. Zuletzt stellt sich noch die Frage, warum Rembrandt selbst nicht von der Tuberkulose betroffen war, wohl aber viele Mitglieder seiner Familie und engsten Umgebung. Dies ist die Frage nach der genetischen Empfänglichkeit oder Resistenz einer Infektion mit Mycobacterium tuberculosis bzw. einer Erkrankung an Tuberkulose. Leider sind die genetischen Korrelate des Schutzes immer noch weitgehend unbekannt. Einige Völker in Sibirien sind dafür bekannt, dass sie häufiger an Tuberkulose erkranken als die russische Mehrheit der Bevölkerung. Epidemiologische Untersuchungen müssen aber erst zeigen, dass dies nicht auf äußere Begleitumstände zurückzuführen ist. Die Identifizierung von Korrelaten des Schutzes (Biomarkern) ist Gegenstand eines Forschungsverbundprojektes, das zurzeit durch die Bill and Melinda Gates Foundation gefördert wird. Eine Identifizierung solcher Biomarker würde die klinische Testung neuer Impfstoffkandidaten sehr erleichtern. Im Falle Rembrandts könnte eine genetische Resistenz gegen Tuberkulose vorgelegen haben, vielleicht aber auch äußere Umstände, die ihn vor einem Ausbruch der Erkrankung nach erfolgter Infektion bewahrten.

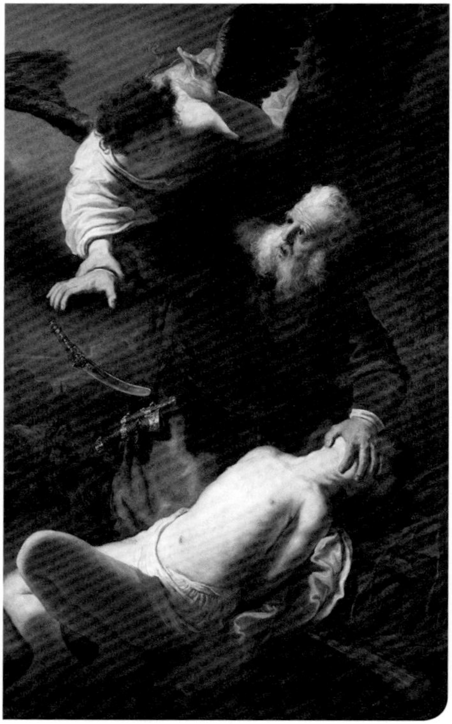

▲ *Rembrandt Harmenszoon van Rijn, „Die Opferung Isaaks"*
Bild: Alte Pinakothek, München

Ausblick

Die beiden Beispiele Pest und Tuberkulose zeigen eindrücklich, wie Infektionskrankheiten die bildende Kunst auf unterschiedliche Weise beeinflusst haben. Die Liste ließe sich beliebig fortsetzen: Cholera, Typhus, Trachom etc. Aber auch in anderen Bereichen der Kunst haben Infektionskrankheiten ihren jeweiligen Einfluss gehabt, etwa die Tuberkulose in der Musik (z. B. Puccinis Oper „La Bohème"). Viele Beispiele finden sich auch in der Literatur, z. B. die Werke Thomas Manns: „Der Zauberberg" (Tuberkulose), „Doktor Faustus" (Syphilis), „Die Buddenbrocks" (Typhus).

Die Infektionskrankheiten im 21. Jahrhundert haben nur noch wenig Einfluss auf die bildende Kunst. Mit der Aufklärung von Pathomechanismen und der Charakterisierung der Erreger haben zumindest die klassischen Infektionskrankheiten ihre mystische Aura, ihr unkontrollierbares Bedrohungspotenzial weitgehend verloren.

Im Zeitalter von Ebola und Zika werden wir jedoch immer wieder schmerzhaft daran erinnert, dass wir die Infektionskrankheiten als Ganzes noch lange nicht kontrollieren, dass jederzeit bisher unbekannte oder unterschätzte Erreger ausbrechen und schlimmen Schaden anrichten können (newly emerging infectious diseases) und dass wir uns jeglicher Hybris mit Blick auf Errungenschaften unserer modernen Hightechmedizin enthalten sollten.

Weiterführende Literatur

Allgemein

Winkle S. Kulturgeschichte der Seuchen. Düsseldorf, Zürich: Artemis und Winkler Verlag, 1997; schon sehr veraltet und mit zum Teil falschen Angaben; aber mit einem ausführlichen Quellenteil und einer hervorragenden kulturgeschichtlichen Abhandlung, sehr lesenswert!

Zum Thema Pest

Geo-Epoche-Ausgabe Nr. 75 (10/2015) „Die Pest"; (kultur-)geschichtliche Übersicht über den Schwarzen Tod und die Pandemie 1347–49
Katalog zur Dürer-Ausstellung 2013/14 im Städel-Museum Frankfurt/Main, Prestel-Verlag

Zum Thema Tuberkulose

WHO. Tuberculosis Report 2016. Global tuberculosis control – surveillance, planning, financing – WHO report on tuberculosis 2016. http://www.who.int/tb/publications/global_report/2016/pdf/full.pdf, 2016

Rom WN, Garay SM. "Tuberculosis". 2nd edition. Lippincott: Williams & Wilkins, 2004

Zink AR, Grabner W, Reischl U et al. Molecular study on human tuberculosis in three geographically distinct and time delineated populations from ancient Egypt. Epidemiol Infect 2003; 130: 239–249; paläoepidemiologische Untersuchungen

Masquelet AC. The anatomy lesson of Dr. Tulp. J Hand Surg 2005; 30: 379–381; Tulps Anatomiestunde; die Abhandlung erklärt nicht, warum der linke Arm verkürzt dargestellt ist

Hayakawa S, Masuda H, Nemoto N. Rembrandt's Bathsheba, possible lactation mastitis following unsuccessful pregnancy. Med Hypotheses 2006; 66: 1240–1242

Marcus EL, Clarfield AM. Rembrandt's late self-portraits: psychological and medical aspects. Int J Aging Hum Dev. 2002; 55: 25–49

Wetering E van der. Rembrandt – eine Biografie. In: Rembrandt, Genie auf der Suche. Köln: DuMont Verlag, 2006

Prof. Dr. med. Dr. PH Dr. h.c. Timo Ulrichs

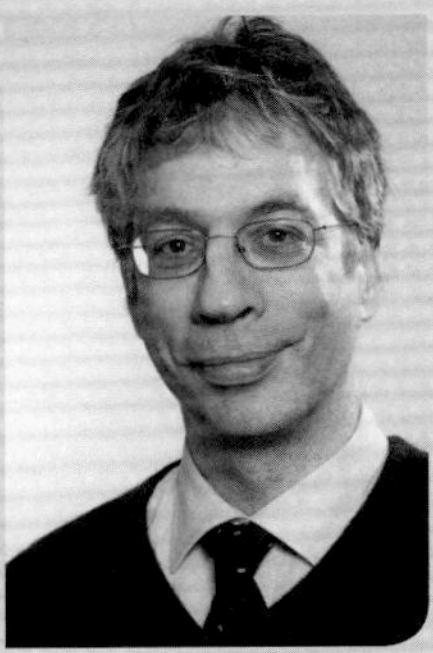
Bild: Ulrichs

Timo Ulrichs, Mediziner und Gesundheitswissenschaftler, leitet seit 2012 den Studiengang Internationale Not- und Katastrophenhilfe an der Akkon-Hochschule für Humanwissenschaften. Gleichzeitig ist er Vizepräsident des Koch-Metschnikow-Forums, das deutsch-osteuropäische Partnerschaften in Medizin und Gesundheit fördert und ausbaut. Er arbeitet als Gastprofessor an den Universitäten in St. Petersburg, Tbilisi und Chisinau. Seine Forschungsschwerpunkte umfassen die Analyse von Gesundheitswesen, die Bekämpfung der Tuberkulose und nachhaltige Entwicklungszusammenarbeit. Zusammen mit den Johannitern hat er 2016 ein Schulungsprogramm für Aktive in der Flüchtlingsarbeit erarbeitet.

Akkon-Hochschule für Humanwissenschaften

Die Akkon-Hochschule für Humanwissenschaften ist eine staatlich anerkannte private Hochschule mit Sitz in Berlin. Es werden folgende Studiengänge angeboten:

- Management in der Gefahrenabwehr B. Sc.
- Pädagogik im Gesundheitswesen B. A.
- Gesundheits- und Pflegemanagement B. A.
- Internationale Not- und Katastrophenhilfe B. A.

Akkon-Hochschule für Humanwissenschaften
Colditzstraße 34–36
12099 Berlin
Tel.: 030 80 92 332-0
Fax: 030 80 92 332-30
www.akkon-hochschule.de

akkon
hochschule für humanwissenschaften

Koch-Metschnikow-Forum

Koch-Metschnikow-Forum e. V. (KMF) ist eine deutsch-russische Wissenschaftsorganisation, die im Bereich Gesundheitswesen international tätig ist. KMF ist als Initiative des Petersburger Dialoges 2006 mit dem Zweck entstanden, zu einer Harmonisierung des russischen mit dem deutschen Gesundheitswesen beizutragen. Der legale Rahmen sowie die richtungsgebenden Prioritäten für die Vereinsaktivitäten sind im Deutsch-Russischen Gesundheitsabkommen 2010 verankert. Neben der Russischen Föderation ist KMF auch in anderen postsowjetischen Staaten vertreten.

Seit zehn Jahren realisiert KMF den medizinisch-wissenschaftlichen Austausch in Form von Fachtagungen, Kongressen, Seminaren, Hospitation usw. Bislang wurden vom Verein über 150 Projekte gemeinsam mit Partnern aus Russland, Georgien, Belarus und Moldawien erfolgreich durchgeführt. Zum Partnernetzwerk des KMF gehören Gesundheitsministerien, Forschungsinstitute, medizinische Hochschulen und Fachgesellschaften, Gesundheitszentren, Industriepartner mit Social Responsibility sowie Akteure aus dem zivilgesellschaftlichen Bereich.

Die Vereinsarbeit vollzieht sich in Sektionen, deren Leiter als Kernkompetenzträger in jeweiligen Fachbereichen fungieren. Die Geschäftsstelle, die sich im historischen Gebäude „Langenbeck-Virchow-Haus“ in Berlin-Mitte befindet, koordiniert die Projektarbeit sowie die sektionsübergreifenden Aktivitäten.

Ihre Anfragen richten Sie bitte an:

Prof. Dr. med. Dr. PH Dr. h.c. Timo Ulrichs
Vize-Vorsitzender
Koch-Metschnikow-Forum
Leiter der Sektion „Tuberkulose“
Koch-Metschnikow-Forum e. V.
Langenbeck-Virchow-Haus
Luisenstraße 59
10117 Berlin

Ulrichs@KMForum.de

Koch
Metschnikow
Forum

Effektiv und gerecht? Eine sozialethische Betrachtung der Bewältigung von Infektionskrankheiten

Walter Bruchhausen

Der Umgang mit Infektionskrankheiten berührt die grundlegenden Werte menschlichen Zusammenlebens. Deshalb läuft die ethische Reflexion, das heißt die Prüfung gängiger Praxis und ihrer Grundsätze, in Form von Bewertungen zwangsläufig immer mit, werden Forderungen und Verurteilungen, Präferenzen und Ablehnungen vorgebracht. Die Medizinethik hatte bisher im Vergleich zu anderen Gesundheitsthemen wenig dazu zu sagen, wie mit Infektionskrankheiten umzugehen ist. Warum ist das so, was macht das Thema Infektion so besonders? Was bedeutet es für das Verhältnis von Rechten und Pflichten, von Individual- und Sozialethik, von Verantwortung, Schuld und Solidarität? Welche Kriterien für einen angemessenen gesellschaftlichen Umgang lassen sich daraus ableiten und welche Grundhaltungen und Standards angesichts übertragbarer Erkrankungen entwickeln?

Mangelndes medizinethisches Interesse an Infektionskrankheiten

Das Thema Infektionskrankheiten ist in der Medizinethik – mit wenigen Ausnahmen (z. B. Selgelid et al., 2011) – bisher nicht eben prominent vertreten, am ehesten noch HIV/AIDS (Selgelid, 2006: XIII; Alkier et al., 2009). Zu den üblichen Einteilungen der Medizinethik in ethische Probleme an Lebensanfang und -ende, von Forschung, Schweigepflicht, Patientenautonomie, Organtransplantation, Ressourcenallokation oder gentechnischen Veränderungen steht das Thema Infektion grundsätzlich quer, d. h. es taucht in ausnahmslos all diesen Bereichen auf, ohne aber eine eigene Kategorie zu bilden. Wahrscheinlich behindert gerade diese Ubiquität der Infektion in der Medizinethik eine Behandlung als eigene Kategorie.

Wie taucht Infektion nun innerhalb der genannten gängigen Kategorisierungen auf? In den ethischen Fragen am Lebensanfang stellt sich Infektion unter anderem als Thema bei HIV und Kinderwunsch bzw. Schwangerschaft (Faden/Kass, 1996), vor allem beim Wunsch nach ärztlich assistierter Reproduktion, bei pränatal erworbenen Infektionen mit Missbildungspotenzial wie Toxoplasmose oder Röteln als Frage nach dem Schwangerschaftsabbruch und bei perinatalen Infektionen als Frage nach Therapiebegrenzung.

Am Lebensende markiert in der Diskussion von Therapiebegrenzung der Verzicht auf Antibiose sehr häufig einen entscheidenden Wendepunkt. Da der

Tod dann nicht so unmittelbar eintritt wie beim Einstellen von Beatmung, Dialyse oder Katecholamingabe, ist hier leichter das Gefühl gegeben, der Natur ihren Lauf zu lassen.

In der Forschungsethik stellen die freiwillige Infektion von Versuchspersonen, z. B. mit Malaria, die eventuelle Untertherapie von Infizierten in entsprechenden Versuchsarmen bei randomisierten Studien und die erhöhten Infektionsrisiken bei einer Impfstoffentwicklung und -erprobung (UNAIDS, 2000), bei neuen oder vermehrt eingebrachten Materialien und bei rein studienbedingten Eingriffen oder deren verlängerter Dauer typische Fragen für Ethikkommissionen dar.

Bei den Themen Verschweigen und Schweigepflicht finden sich klassische ethische Dilemmata nach Einführung der HIV-Tests in den Debatten über eine eventuelle Pflicht zum Wissen des eigenen HIV-Status im Fremd- oder Eigeninteresse und über die Durchbrechung der Schweigepflicht gegenüber Ehepartnern von Infizierten, die ein tödliches Infektionsrisiko darstellen, aber den Partner nicht informieren wollen (Winston, 1991; Zenger, 1993; Bennett, 2001). Diese Debatten waren ähnlich auch schon für die Syphilis vor der Einführung wirksamer Therapien geführt worden.

In den Fragen der Patientenautonomie war der obligatorische Informed consent für die Durchführung eines HIV-Tests ein medizinethischer Meilenstein, weil zuvor Laborwerte wie selbstverständlich zumeist ohne Mitteilung und Einwilligung des Patienten angefordert wurden. In den Themenfeldern Transfusion und Transplantation stellen sich bei der Übertragung von Blutprodukten, Zellen, Geweben und Organen die mögliche Infektionsübertragung insbesondere bei nicht primär altruistisch motivierten Blutspendern oder ungenügend untersuchten bzw. aufbereiteten Präparaten (Deutscher Bundestag, 1994), bei der enormen Verantwortung von Knochenmarkspendern für Infektfreiheit (Groß et al., 2003) und bei der Xenotransplantation (Beckmann et al., 2000; Europäische Kommission, 2001; Straßburger, 2008) auch ethische Fragen. Für die prospektive Ressourcenallokation waren die Grippe-Pandemien bevorzugter Gegenstand ethischer Fragen, wie etwa danach, wer die knappen Impfstoffe und Therapeutika dann bekommen sollte. Unter den ethischen Fragen der Gentechnologie wurde die gentechnische Manipulation von Krankheitserregern, z. B. durch Rekombination, um ihre Gefährlichkeit zu steigern und unter Laborbedingungen untersuchen zu können – und die Publikation der Ergebnisse – jüngst als möglicherweise unverantwortliche Gefahrenquelle auch öffentlich heiß diskutiert (Fauci et al., 2012).

Infektion ist also als Thema in der Medizinethik allgegenwärtig, ohne zumeist direkt Thema der Medizinethik zu sein. Etwas anders sieht es in der Public Health-Ethik aus, die von der Medizinethik zu unterscheiden ist, sofern man Medizin im engeren, eher englischsprachigen Sinne als Krankenbehandlung oder ärztliche Tätigkeit versteht. Denn für Public Health-Ethik gehören mit den Themen Impfrisiken, Zwang, z. B. in Form der Quarantäne oder von Reisebeschränkungen, und eben Allokation Fragen, die direkt aus der Infektiösität entstehen, zum Kernbestand. Im recht jungen Gebiet der Global Health Ethics, das kurative und präventive Ansätze ausdrücklich zu verbinden sucht, nehmen Infektionskrankheiten ihrem Anteil an der globalen Krankheitslast entsprechend besonders breiten Raum ein.

Warum hatte die Medizin- oder Bioethik bisher so geringes Interesse an Infektionskrankheiten? Als Grund wird vor allem deren Entstehung diskutiert (Selgelid, 2006). Es ist offenkundig, dass ihr Entstehungskontext und ihre frühen Aufgaben neue Technologien vor allem am Lebensanfang und -ende gewesen waren. Ihre Entstehungszeit war noch vom Optimismus geprägt, die Infektionskrankheiten endgültig besiegen zu können. Ihr Entstehungsort lag fern von jenen Weltgegenden, in denen Infektionskrankheiten die vordringlichen Gesundheitsprobleme darstellten. Außerdem dürfte die Komplexität der Kontrolle von Infektionskrankheiten ein Argument sein: Es ist für philosophische oder theologische Ethiker, Juristen oder andere Nicht-Mediziner wesentlich einfacher, eine recht mechanistisch konzipierte Reproduktions- und Intensivmedizin ungefähr zu verstehen, als die auch epidemiologischen Herausforderungen der Seuchen zu begreifen – was übrigens auch für nicht wenige Mediziner gilt.

Gegenüber diesen plausiblen Gründen erscheinen andere vereinzelt angeführte Argumente, eher australische und britische als deutsche oder amerikanische, widersprüchlich, so etwa, dass die Religion mit den Debatten um Abtreibung, Embryonenschutz und Sterbehilfe die Kräfte der Bioethiker so sehr gebunden hätte, dass sie nicht für Infektion und Global Health zur Verfügung standen (Selgelid, 2006: 18–19). Denn dann hätten die Bioethiker ja selbst die bemerkenswerte Priorisierung vorgenommen, dass ihnen das vermeidbare Sterben von Millionen Menschen an Infektionskrankheiten zunächst weniger wichtig war, als Tod oder Tötung in einigen Hunderttausend Fällen zu ermöglichen.

Über diese vielfach diskutierten Argumente hinaus könnten noch zwei andere mögliche Gründe für das Fehlen einer eigenen Ethik der Infektionskrankheiten angeführt werden, von denen der erste zu einer der Kernthesen dieses Beitrags führt. Es geht darum, dass sich die gängigen, oben genannten Einteilungen der Medizinethik an menschlichen Grundvollzügen orientieren: Geborenwerden und Sterben, Kommunizieren und Entscheiden, Verteilen, Wissen gewinnen, Geben und Nehmen. Insofern sind sie stark anthropozentrisch. Demgegenüber sind die Infektionskrankheiten als Produkt modernen objektivierend-naturwissenschaftlichen Denkens radikal vom Gegenstand und nicht vom Menschen her konzipiert. Ihre letzte Einteilung erfolgt durch die biologische Natur des Erregers, nicht durch das, was sie dem Menschen an Problemen bereiten. Natürlich gibt es auch die klinische Einteilung nach Problemarten, also etwa nach Atemwegsinfektionen (wie Bronchitis), Magen-Darm-Infektionen (Gastroenteritis) oder Weichteilinfektionen (etwa Myositis). Aber schon ihre gängige fachsprachliche Bezeichnung mit dem Suffix „-itis“, also Entzündung („Inflammation“) und nicht „Infektion“, zeigt, dass hier die vormoderne Auffassung von Krankheit als Symptomenkomplex am Menschen und nicht die zur Monokausalität tendierende wissenschaftliche Sichtweise des 19. Jahrhunderts nachwirkt. Eine einzige Art von Krankheitsursachen mit sehr verschiedenartigen ethischen Konsequenzen, wie sie die Infektionserreger mit einer Vielzahl von Krankheitsbildern, Schweregraden und Interventionsmöglichkeiten darstellen, passt demnach offenbar nicht ganz so gut zur ethischen Einteilung nach Problembereichen für den Menschen.

Ein zweiter zusätzlicher, mit der genannten Komplexität zusammenhängender Grund für medizinethische Zurückhaltung gegenüber einer möglichen Infektions-Ethik ist die dauerhafte Ergebnisoffenheit. Ja-Nein-Entscheidungen wie die nach Verbot oder Erlaubtheit, z. B. der verbrauchenden embryonalen Stammzellforschung, der Spätabtreibung lebensfähiger Ungeborener mit vermuteten Behinderungen oder der Tötung auf Verlangen, werden zu einem bestimmten Zeitpunkt – zumindest vorläufig – vom Gesetzgeber entschieden. Dann bleiben zwar auch noch Einzelfallentscheidungen, ob der gesetzlich definierte Fall in einer bestimmten Situation gegeben ist oder nicht, so z. B. bei der Zentralen Ethikkommission für die Forschung an importierten embryonalen Stammzellen. Aber der öffentliche Druck sinkt und ebenso die Zahl der Publikationen dazu. Es bleiben zumeist einzelne, die ihre Unzufriedenheit mit der getroffenen Entscheidung des Gesetzgebers wiederholt äußern. Aber ohne neue Anlässe oder neue empirische Erkenntnisse erregen diese Fragen immer weniger Aufmerksamkeit.

Wesentliche ethische Herausforderungen durch Infektionskrankheiten sind von zumeist anderer Art. Zum einen geht es seltener darum, neue Gesetze zu schaffen oder alte zu ändern, sondern eher, bei neuen Seuchenfällen im gegebenen gesetzlichen Rahmen Orientierung und eine ausgewogene Entscheidung zu finden. Das grundlegende Spannungsverhältnis zwischen individuellen Rechten und Gemeinwohl, zwischen Selbstbestimmung und Gerechtigkeit, bleibt so für jede neue Entscheidung bestehen. Mit Ausnahme von wenigen klar auszuschließenden Extremfällen lässt sich diese Spannung nie endgültig auflösen. Es geht um die Einbeziehung statt um die Ausgrenzung individueller Faktoren (Bayer et al., 2002: 33). Damit ähnelt dieser Bereich einer Ethik der Infektionskrankheiten der Klinischen Ethik, wo die eigentlichen Entscheidungs- und Abwägungsfragen dann erst beginnen oder auch schon immer laufen, wenn die Bioethiker ihre Konzepte vorgelegt und die gesetzgebenden Körperschaften entschieden haben. Diese prinzipielle Unabschließbarkeit der Debatte in einem Praxisfeld prägt auch jeden ethischen Beitrag zu Infektionen. Man mag das beklagen, aber eine solche Vorläufigkeit – im Gegensatz zur längeren Stabilität bestimmter grundlagenwissenschaftlicher Klärungen – gehört nun einmal zu einer gesellschaftlichen Praxis. Sie entspricht auch dem Trend zur eher prozeduralen, d. h., auf fair konzipierte Entscheidungsprozesse hinaus laufenden Ethik statt auf vorauslaufende Lösung durch Prinzipienabgleich zu setzen.

Einer der profiliertesten philosophischen Ethiker Deutschlands, Michael Quante, hat diese Problematik der ethischen Fragen von Public Health klar auf den Punkt gebracht:

„Vermutlich sind an dieser Stelle Philosophie, Psychologie und Politik letztlich irreduzibel auf die Urteilskraft angewiesen. Dies bedeutet in letzter Konsequenz, dass eine Antwort auf die richtige Austarierung eine politische und keine philosophisch-ethische sein wird." (Quante, 2010: 185)

Und noch einmal wenige Seiten später:

„Vermutlich wird man, auch wenn damit eine prinzipielle Grenze der philosophischen Ethik erreicht ist, konkrete Antworten erst im politischen Diskurs und nicht schon innerhalb der praktischen Philosophie ermitteln können." (Quante, 2010: 190)

Demnach wäre gerade nicht der exklusive und dauernde Rekurs auf medizinethische Prinzipien oder allgemeine moralphilosophische Normen die sozialethische Antwort auf die gesellschaftlichen Fragen der Infektionskrankheiten, sondern der ergebnisoffene problemnahe Durchgang auch durch die politischen Verhältnisse – und d.h. in unserem Zusammenhang neben gesundheits- und sozialpolitischen auch medien-, wissenschafts-, außen- und entwicklungspolitischen –, in denen sich unsere Werthaltungen und Normierungsversuche ausdrücken. Eine Annäherung an eine solche Herangehensweise sei im Folgenden ansatzweise versucht.

Der Infektionskranke als „victim & vector", Individuum und Mitbürger

Wenn Infektionskrankheiten auf so vielen Themenfeldern und Ebenen der Medizinethik eine Rolle spielen, liegt die Frage nahe, ob sie mit der ethischen Reflexion dieser Bereiche nicht vielleicht schon genügend behandelt sind und ob es an ihnen überhaupt spezifische ethische Aspekte gibt (Smith, 2004). Solche spezifischen ethischen Momente zeigen sich durchaus in verschiedenen Unterscheidungen und Versuchungen, nämlich zuallererst in der ethischen Doppelrolle des Infizierten als Quelle von Pflichten und Rechten, sodann im Hinblick auf das Gegenüber in der Differenz von sozial- und individualethischen Perspektiven und schließlich in der möglichen Mitschuld des Infizierten, aus der sich im „Blaming the victim" Entsolidarisierung und Exklusion ergeben können.

Das aus ethischer Perspektive Einzigartige am Infektionskranken ist also zunächst, dass er – wie es in angelsächsischer Prägnanz und Alliteration heißt – zugleich „victim & vector" , Opfer und Überträger, ist, d. h. gleichzeitig starke Ansprüche und starke Verpflichtungen gegenüber der Gesellschaft oder einzelnen Mitmenschen haben kann. Als Opfer einer eventuell tödlichen Krankheit kann er umfangreiche Hilfe von seinen Mitmenschen erwarten, als mögliche Quelle eben dieser Krankheit hat er eventuell weitreichende Verantwortung gegenüber eben diesen. Da Rechte und Verpflichtungen mit entsprechenden Verpflichtungen und Rechten der jeweils anderen Seite korrespondieren, kann es dadurch zu erheblichen Konflikten zwischen Rechten kommen.

Da hängt die jeweilige moralische Beurteilung oft entscheidend davon ab, welcher Seite man sich verbunden fühlt. HIV-Aktivisten betonen sehr stark die Opferposition und daraus resultierende Rechte. Public Health-Verantwortliche tendieren dazu, die Gefahrenquelle hervorzuheben und die daraus entspringenden Rechte der Allgemeinheit zu formulieren. Es geht also bei den ethischen Fragen der Infektionskrankheiten vor allem um das Verhältnis der Interessen eines Individuums zu denen anderer und der Gesellschaft, um individuelle Ansprüche gegenüber Gruppen und denen von Gruppen gegenüber Einzelnen. In einem freiheitlichen Recht- und Sozialstaat gibt es da keine einfachen Lösungen, die eine Seite in jedem Fall der anderen überordnen.

Die gerade eingeführte Unterscheidung zwischen „victim & vector" deckt sich keinesfalls mit der zwischen Individual- und Sozialethik, auch nicht in groben Zügen. Sie steht vielmehr quer dazu. Denn die Ansprüche und Verpflichtungen des Infektionskranken können sowohl individueller Art sein, d. h. gegenüber Einzelnen wie dem behandelnden Arzt oder dem Lebenspartner bestehen, als auch sozialer, d.h. gegenüber der Gesellschaft oder Teilen von ihr gegeben sein. Sie können sowohl rechtlich gefasst und damit sanktionierbar als auch „nur" moralisch sein.

Der Fokus dieses Beitrags liegt stärker auf den sozialethischen Aspekten. So wird etwa die früher viel diskutierte Frage, ob ein Arzt, Zahnarzt oder anderer Angehöriger der Gesundheitsberufe die Behandlung eines HIV-positiven Patienten ablehnen darf, wenn keine rechtliche Verpflichtung besteht, ebenso wenig behandelt wie z. B. moralische Verpflichtungen zwischen Lebenspartnern jenseits der Strafbarkeit. Dennoch lassen sich individualethische Fragen nicht von den sozialethischen trennen. Denn spätestens da, wo individuelles Verhalten nicht nur einzelne Mitmenschen betrifft, zu denen klare Beziehungen bestehen, sondern sozusagen anonyme Mitmenschen und ganze soziale Gruppen, vielleicht sogar die ganze Gesellschaft, ist die Ebene der Sozialethik erreicht.

Die Ebene der Sozialethik gestaltet sich anders als gewöhnliche, individuenzentrierte Ethik. Bei Aristoteles und dadurch in der Folge auch in vielen philosophischen Systematisierungen erscheint sie deshalb in der Politik bzw. politischen Philosophie und nicht in der Ethik, die vom Wort her – ethikós war Adjektiv in der Beschreibung von Charakter- oder Verhaltensqualitäten – stärker auf Verhalten als auf Ordnung bezogen ist. In der Sozialethik reicht der Bezug auf individuelle Verantwortlichkeit nicht mehr aus bzw. ist oft sogar sinnlos. Gesellschaftliche Verhältnisse, die der Einzelne nicht ändern kann, sind ihm allenfalls z. B. als Wähler oder als aktiver Nutznießer anzulasten, unterliegen aber nicht der Verantwortung seiner einzelnen Handlung.

Sozialethisch gesehen leben wir ohne Zweifel in einem von starkem Liberalismus (für viele: Neoliberalismus) geprägten Zeitgeist, ohne dass uns diese Veränderung gegenüber früheren Jahrzehnten immer bewusst ist. Individuelle Interessen haben gegenüber Gruppeninteressen einen immer höheren Stellenwert gewonnen. Impfzwang erscheint heute als ähnliches Reizwort wie in den Hochzeiten des klassischen Liberalismus im späten 19. Jahrhundert. Aber es ist offenkundig, für die alltägliche Erfahrung wie die philosophische Reflexion, dass wir gerade in Gesundheitsfragen an die Grenzen eines solchen Ansatzes kommen, der nur den Schutz individueller Selbstbestimmung und keine gemeinschaftlich gehaltenen Wertüberzeugungen gelten lässt. Gesundheit kann nicht nur ein privates Gut sein, sondern muss auch ein öffentliches bleiben, weil es ähnlich wie öffentliche Sicherheit eine Grundvoraussetzung für individuelles und gemeinschaftliches Leben darstellt. Das erkennt auch ein radikaler Anhänger der bürgerlichen und wirtschaftlichen Freiheit vom Staat, etwa in der US-amerikanischen Tea Party Bewegungen, zähneknirschend an, weshalb seuchenprophylaktische Aspekte von Public Health in den USA immer sehr intensiv betrieben wurden, jedenfalls im Vergleich zu flächendeckender Krankenversorgung oder Prävention lebensstilbedingter Erkrankungen. Extremer Liberalismus und effektive Seuchenbekämpfung müssen also nicht immer unvereinbare Gegensätze sein, trotz unvermeidlicher Konflikte bei Fragen wie Isolierung, Quarantäne, Zwangsprophylaxe und -behandlung, aber auch armutsassoziierten Infektionen.

Wie aber sieht es mit der öffentlichen Verpflichtung gegenüber dem Infektionskranken aus? Zu den nahe liegenden Fragestellungen gehört auch die nach drohender Entsolidarisierung. Diese Option ist grundsätzlich überall da gegeben, wo eigene Krankheit durch individuell richtiges Verhalten hätte verhindert werden können und deshalb der Gedanke nahe liegt, dem Erkrankten zumindest eine Mitschuld an der Erkrankung zu geben – und ihn deshalb auch an den Behandlungskosten stärker zu beteiligen. Wenn man diesen immer wieder angedachten Ansatz tatsächlich verfolgt, also den Kranken vom Opfer zum Täter (an sich selbst) macht, ständen allerdings Infektionskranke keineswegs an der Spitze der Fallzahlen und der Kosten. Denn gegenüber den Millionen jährlichen Erkrankungen, die durch falsche Ernährung, Bewegungsmangel oder Rauchen verursacht sind, und den Zehntausenden von Unfällen bei risikoreichem Sport oder Verhalten im Straßenverkehr würden die wenige Tausend HIV- und Hepatitis-Neuinfektionen und paar Hundert schweren Tropenerkrankungen, von denen ein Teil durch angemessenes Verhalten hätte verhindert werden können, kaum ins Gewicht fallen – selbst wenn man berücksichtigt, dass der einzelne Behandlungsfall weit überdurchschnittlich teuer sein könnte.

Trotz der berechtigten Betonung von Eigenverantwortung und der enormen volkswirtschaftlichen Kosten für Krankheitsfälle, die durch allgemein empfohlenes individuelles Verhalten hätten verhindert werden können, gibt es in der derzeitigen ethischen Diskussion keine Tendenz zu eingeschränkter gesundheitspolitischer Solidarität mit diesen

Krankengruppen. Alle einschlägigen Autoren eines deutschen Themenheftes zur Public Health-Ethik unterscheiden zwischen einer akzeptablen, ja notwendigen „prospektiven" Zuschreibung von Verantwortung und einer unzulässigen „retrospektiven", die auf Schuld und Bestrafung hinauslaufen würde (Buyx et al., 2010; Marckmann, 2010). Man kann demnach allenfalls vor einer Erkrankung durch Risikozuschläge, z. B. Besteuerung von Tabakprodukten oder Sportgeräten, eine erhöhte Beteiligung an Aufwendungen der Solidargemeinschaft erwägen, aber im eingetretenen Krankheitsfall dürfen keine zusätzlichen privaten Kosten entstehen. Das ergibt sich bei Infektionskrankheiten schon alleine aus der Tatsache, dass es auch bei Beachtung der allgemein bekannten und empfohlenen Verhaltensregeln und Schutzmaßnahmen etwa für Tropenreisen oder Sexualkontakte im Einzelfall zu einer Infektion kommen kann. Wäre die Erkrankung tatsächlich zu verhindern gewesen, ist sie außerdem schon selbst Belastung, zumeist auch im Bewusstsein des Betroffenen Strafe genug und bedarf keiner zusätzlichen Sanktionierung durch die Solidargemeinschaft, ganz im Gegenteil.

Es bleibt zwangsläufig ein Balanceakt, also eine echte Herausforderung, einerseits prospektiv Verantwortung nachdrücklich zu betonen, aber retrospektiv dann keine Schuld zuzuschreiben oder diese zumindest nicht unzulässig auszunutzen. Das betrifft aber nicht nur das Infektionsrisiko, sondern viele Arten des Verhältnisses zwischen Norm oder Ideal einerseits und durch sie verhütbarem Schadensfall andererseits. Wir sind in vielen Fragen aufgerufen, Normen aufrechtzuerhalten, aber gleichzeitig bei Unglück, das aus Normverstößen resultiert, solidarisch zu sein. Die bloße Relativierung der Norm kann keine Lösung sein. Da haben wir in einer von bestimmten Traditionen des Liberalismus stark geprägten Gesellschaft noch einen weiten und schwierigen Weg zu gehen, für den es kein vorprogrammiertes Navigationsgerät gibt. Es ist nicht einmal klar, ob es sich um eine primär emotionale, moralische, kommunikative (z. B. massenmediale), soziale oder gesetzgeberische Herausforderung handelt.

Abschied vom Alarmismus: vergleichende Einschätzungen

Ihrer Aufgabe entsprechend müssen Vertreter entsprechender Institutionen – Gesundheitsämter, Hygiene- und Public Health-Institute, infektiologische Forschungseinrichtungen – vor Infektionsgefahren warnen und für ihre Anliegen werben. Die Aufgabe der Sozialethik hingegen, als Beratung von Politik, liegt in der Abwägung konkurrierender Ansprüche, denn Infektionskrankheiten stellen nie das einzige gesundheitliche oder gesellschaftliche Problem dar. Dabei verhelfen vor allem vier Vergleichsmöglichkeiten zu einer angemessenen Einschätzung der Infektionsproblematik: der Vergleich mit anderen Zeiten und Weltregionen, mit anderen Gesundheitsproblemen sowie zwischen Todesursachen und Krankheitslast.

Wir haben heute auf allen Ebenen von Gesellschaft, Politik und Wissenschaft ein weitaus höheres Bewusstsein für die Gefahren durch Infektionskrankheiten als vor 30 Jahren. Der Optimismus, wie

1978 mit der abgeschlossenen Ausrottung der Pocken bald auch alle anderen Infektionskrankheiten unter Kontrolle zu haben, ist längst verflogen. Zuerst in den 1980er-Jahren AIDS, dann in den 1990er-Jahren BSE und schließlich in den 2000er-Jahren SARS waren öffentlichkeitswirksame Dämpfer der früheren Hybris, neben den eher schleichenden Entwicklungen durch die Ausbreitung krebserzeugender Viren sowie multiresistenter Bakterien und Parasiten. Aufwendige nationale und globale Bekämpfungsprogramme waren die Folge einer auch sozialethisch inspirierten und kontrovers geführten Diskussion über diese neuen Gefahren.

Wahrscheinlich wird man in späteren Zeiten unserer Ära den gegenteiligen Ausschlag des Pendels zwischen Verharmlosung und Dramatisierung der Seuchengefahr zuschreiben: So wie um 1900 die Angst vor biologischer Degeneration die industrialisierte Gesellschaft beherrschte, könnte es eines Tages rückblickend um 2000 die Angst vor neuartigen Seuchen gewesen sein.

Dabei sprechen die Erfolge der Bekämpfungsprogramme auf weltweiter Ebene dafür, dass sich Infektionskrankheiten auch weiterhin vergleichsweise gut bekämpfen lassen können. So sind bei den Millenniumsentwicklungszielen (MDGs) für AIDS und – trotz gewisser Rückschläge – auch für Tuberkulose und Malaria, ebenso für die mit Magen-Darm- und Atemwegsinfektionen verbundene Kindersterblichkeit nachweisbare Erfolge, teilweise das Übertreffen der gesteckten Ziele zu vermelden. Das gilt für andere Gesundheitsprobleme keineswegs in gleicher Weise. So ist bei einem anderen MDG, der für die Senkung der hohen Müttersterblichkeit, die mit dem fehlenden Zugang zu qualifizierter geburtshilflicher Versorgung verbunden ist, große Enttäuschung verbreitet. Und die rasante Zunahme nicht-übertragbarer Erkrankungen – Herz-Kreislauf-, Krebs- und Stoffwechselerkrankungen – beunruhigt die Vereinten Nationen auf höchster Ebene.

Woran liegt dann unsere besondere Beunruhigung durch Infektionskrankheiten trotz gleichzeitiger überdurchschnittlicher Erfolge in ihrer Bekämpfung? Wir haben in unserer Gesellschaft und damit auch in unserem Gesundheitssystem eine starke Bias zugunsten von akuten Erkrankungen gegenüber chronischen. Rettungswesen und Intensivstationen funktionieren hervorragend, aber beim medizinischen Management chronischer Erkrankungen schnitt Deutschland im Vergleich der Industrienationen bisher nicht besonders gut ab. Ähnlich scheint die Risikowahrnehmung von Krankheiten zu sein: Eine eventuelle Grippewelle mit vielen Todesfällen ängstigt mehr als die zunehmenden, aber ebenso großenteils vermeidbaren gesundheitlichen Einschränkungen im Alter.

Es ist medial offenbar einfacher, zur Beschaffung von Impfstoffen oder Grippemitteln mit begrenzter Wirksamkeit Druck auf die Politik auszuüben und hohe Summen zu mobilisieren, als die tagtäglich möglichen und nötigen Präventionsmaßnahmen in Massenmedien, Schule, Küche, Einkaufswagen, Lebensmittelproduktion usw. voranzubringen. Zu den vielfältigen Gründen für die entsprechende Beeinflussung der öffentlichen Meinung dafür gehört ohne Zweifel auch, dass Ersteres mit höheren privatwirtschaftlichen Gewinnen verbunden ist, Letzteres hingegen mit wirtschaftlichen Einbußen für bestimmte Produzenten einhergehen würde.

Wenn man sich die weltweite Todesursachen-Statistik anschaut – in Deutschland noch immer das gängigste statistische Argument der öffentlichen Diskussion – kann an der eindrucksvollen Bedeutung der Infektionskrankheiten kein Zweifel sein. Aber die gesundheitsökonomische Diskussion seit den 1980er-Jahren, die sich in zwei einflussreichen Berichten von Weltbank und Weltgesundheitsorganisation niedergeschlagen hat, hat zusätzliche Messgrößen entwickelt. Denn es macht – auch in der ethischen Analyse – schon einen Unterschied, ob ein bereits altersschwacher Mensch über 80 oder ein Kind, das noch sein ganzes Leben vor sich hätte, stirbt.

Die entsprechende Berechnung berücksichtigt diesen Unterschied mit den sogenannten „years of life lost", YLL, den gegenüber durchschnittlicher Lebenserwartung verlorenen Lebensjahren. Macht man diese Unterscheidung nach Weltregionen, ergibt sich wie zu erwarten, dass etwa in Afrika durch (einfach vermeidbare) frühkindliche Todesfälle besonders viele Lebensjahre verloren gehen. Außerdem sind gerade bei einer immer älter werden Bevölkerung auch die Jahre, die mit schweren gesundheitlichen Beeinträchtigungen verbracht werden, mit einzubeziehen, was durch die DALYs, disability adjusted life years, möglich wird. Unterscheidet man jetzt die DALYs nach Weltregionen und Krankheitsgruppen – nämlich übertragbare, nicht-übertragbare und verletzungsbedingte Erkrankungen – so ist die quantitative Bedeutung der Infektionskrankheiten für Europa und für Industrienationen noch einmal stärker einzuschränken.

Differenzierungen: Ursachen, Ausmaß und Interventionen

Besonders wichtig erscheint aus sozialethischer Perspektive, die Bedrohungen durch Infektionskrankheiten nicht nur insgesamt einzuordnen, sondern genauer nach Ursachen, Ausmaß, Auswirkungen und Interventionsmöglichkeiten zu unterscheiden. Berechtigte Sorge oder aber Entwarnung zu einem Bereich darf nicht ungeprüft auf anderes bzw. das Ganze übertragen werden.

So werden die beunruhigend zunehmenden nosokomialen Infektionen trotz zehntausender jährlicher Todesfälle (DGKH, 2012) bisher kaum als Risiko für die Gesamtbevölkerung gesehen. Denn hier geht es zunächst vor allem um den Schutz vulnerabler Gruppen und den deutlich zu erhöhenden Aufwand, den die Solidargemeinschaft dafür treffen muss. Wir müssen bereit sein, Aufwendungen bei Behandlungen zu erhöhen, z. B. für genügend Personal mit genügend Zeit für zwischenzeitliche Händedesinfektion oder Reinigung von Räumen und Geräten (DGKH, 2015). Rein technische Lösungen ohne ausreichendes Personal dürften nach den bisherigen Erfahrungen immer wieder an Grenzen stoßen. Das zeigte z. B. der Verzicht auf (genügend gründliche) manuelle Reinigung von OP-Instrumenten im Vertrauen auf die

Sterilisierung, was dann zur Quelle von neuen Prioneninfektionen werden konnte. Infektionen mit multiresistenten Erregern führen auch dazu, dass Indikationen für operative Eingriffe strenger gestellt werden müssen, weil das „Restrisiko" steigt. Insofern kann sich insbesondere die Option einer chirurgischen Korrektur unerwünschter, aber nicht lebensbedrohender Zustände in Zukunft zunehmend anders darstellen.

Demgegenüber stellt der Erregerwandel hin zu längeren Inkubationszeiten (wie vor einem Jahrhundert bei Cholera oder jüngst bei EHEC) und neuen Übertragungsmustern (z. B. Legionellen) höhere Anforderungen an die staatlich verantwortete Kontrolle. Der öffentliche Druck auf die Politik erzeugte hier einige vermeidbare wirtschaftliche Kollateralschäden durch verfrühte Benennung vermeintlicher Infektionsquellen in einer noch unklaren Datenlage.

Noch teurer dürfte das nötige staatliche Engagement im Hinblick auf die Ausbreitung von Antibiotikaresistenz werden: Weil ein rein privatwirtschaftlicher Pharmamarkt an der Entwicklung neuer Medikamente, die wie die meisten Antibiotika im Gegensatz zu z. B. blutdruck- oder blutfettsenkenden Medikamenten nur kurz gegeben werden, naturgemäß weniger Interesse hat, ist hier staatliche Verantwortung für Pharmaforschung unumgänglich. Gerade der Antiinfektiva-Bereich wurde inzwischen eine neue Domäne öffentlicher Forschungsförderung. Sozialethisch gesehen sind hier die Grenzen reiner Marktlösungen ohne steuernde Anreize bzw. von marktverzerrender Pflichtversicherung ohne epidemiologisch orientiertes Korrektiv überdeutlich sichtbar geworden.

Nicht alle notwendigen Maßnahmen sind jedoch primär kostentreibend. Neben der Reduktion von Antibiotikaeinsatz in der Tiermast, deren Überwachung allerdings unter anderem an Personalmangel leidet, wäre für den Einsatz beim Menschen der Abbau von Defensivmedizin staatlich zu fördern. Zu frühzeitige oder gänzlich unnötige Verschreibung von Antibiotika (Little, 2013), weil kein Vertrauen darin besteht, dass der Patient bei Verschlechterung rechtzeitig kommt und dem Arzt keine Schuld zuschreibt, ist ein gängiges Problem. Länder wie Norwegen haben durch entsprechende Vereinbarungen medizinisch nicht notwendigen Antibiotikaeinsatz bei verschiedenen Patientengruppen, insbesondere Atemwegserkrankungen, schon seit Langem deutlich reduzieren können.

Zukunftsszenarien: Globalisierung, Ökologie und Mikrobenfurcht

Zu diesen beunruhigenden Vorgängen innerhalb der Medizin kommen verschiedene infektionsrelevante gesamt- und weltgesellschaftliche Entwicklungen, deren Auswirkungen und reaktive Eindämmung durch ein System von „checks and balances" noch nicht abzusehen sind. Sie ergeben sich aus kaum aufzuhaltenden Effekten der industriellen Moderne, die unsere Welt physisch zusammenwachsen lassen, den Bevölkerungsaufbau verschieben und die unbelebte wie belebte Umwelt von der Mikro- bis zur Makroebene verändern.

Die schon heute mögliche und erfolgende, aber in Zukunft wohl noch rasantere Ausbreitung neuartiger Krankheitserreger stellt eine Folge der insbesondere verkehrstechnischen Globalisierung und der Mega-Cities dar, die wirksame Instrumente der frühzeitigen Erkennung (Surveillance) und Intervention verlangen. Aber diese bereits seit Langem laufende Globalisierung durch humane Mobilität verhindert auch, dass es noch einmal so leicht zur Auslöschung ganzer Völker wie etwa nach der Conquista Südamerikas oder „Entdeckung" einzelner Pazifikinseln kommen kann. „Virgin soil", unberührtes Gelände für Erreger, die in einer anderen Bevölkerung bereits weit verbreitet sind, gibt es immer weniger. Wenn wir die ohne Frage gestiegenen Risiken für bestimmte katastrophale Seuchen betonen, sollten wir auf der anderen Seite auch die geschwundenen Risiken für andere nicht unterschlagen. Unser Zeitalter und auch die nähere Zukunft sind trotz aller Risiken weiterer Erreger-Übergänge von Tier zu Mensch wohl – im menschheitsgeschichtlichen Vergleich – kaum im Übermaß von Seuchen bedroht.

Ein mindestens ebenso wahrscheinliches Risiko für zunehmende Infektionskrankheiten wie in der weiter laufenden Globalisierung entsteht durch die demografische Entwicklung der Industrienationen. Wie die Statistiken zeigen, sind es dort vor allem chronisch kranke, alte und sehr alte Menschen, die schwerste Infektionen entwickeln und daran versterben (Heublein et al., 2013). Damit wird bei weiter steigender Lebenserwartung der Anteil der Infektionsgefährdeten zunehmen. Demgegenüber sind die Auswirkungen von Schadstoffen in Trinkwasser, Nahrungskette, Textilien oder Luft auf das Immunsystem noch weniger prognostizierbar. Die Zahl Vulnerabler dürfte jedoch auch dadurch stark steigen. Eine weitere Steigerung von Infektionsrisiken ergibt sich aus dem Klimawandel. Die Ausweitung von Verbreitungsgebieten krankheitsübertragender nicht-menschlicher Vektoren, die durch deren direkte Abhängkeit von Außentemperaturen mangels eigener Wärmeproduktion bedingt ist, erhöht die Exposition gegenüber verschiedenen viralen, bakteriellen und parasitischen Erregern und damit die Erkrankungswahrscheinlichkeit.

Statt nur auf die Risiken durch Mikroorganismen zu schauen, sollte man auch die umgekehrte Sichtweise im Bewusstsein halten. Mikroorganismen bleiben für den Menschen lebensnotwendig, etwa für sein Genom, sein Immunsystem und seinen Stoffwechsel. So stellt nicht nur die Hygiene-Hypothese der Allergie-Entstehung die Frage, inwieweit eine möglichst erregerarme Umgebung, also die keimfreie Gesellschaft, ein realistisches und sinnvolles Ziel sein kann. Die Zunahme von Allergien bei Stadtkindern im Vergleich mit denen auf einem Bauernhof, ja die Behandlung von Allergien durch Zufuhr von Würmern lässt die Auseinandersetzung mit Mikroorganismen noch einmal deutlicher als Bedingung von Gesundheit erscheinen. Die Einsicht in die nützliche, ja notwendige Rolle der meisten Bakterien (z. B. Kommensalismus und Mutualismus) spricht gegen eine antimikrobielle Radikalität, die über die Bekämpfung einzelner Erreger, die Kontrolle von Bereichen besonderer Vulnerabilität (z. B. medizinische und soziale Einrichtungen) und den Schutz lebensnotwendiger Ressourcen (wie Wasser und Nahrung) hinausgeht. Bei solchen Argumenten für eine Auseinandersetzung mit der Mikroflora geht es nicht um eine Verharmlosung von Infektionen, etwa im Sinne anthroposophischer oder homöopathischer Doktrinen, dass bestimmte Infektionskrankheiten für die gesunde Entwicklung notwendig seien. Jede Vermeidung einer mit Lebensgefahr und möglichen Folgeschäden verbundenen Infektion ist ein Gewinn.

Umgekehrt ist aber auch die Neuauflage früherer allgemeiner Bakterienfurcht zu vermeiden, die einst werdende bzw. neue Väter aus Kreissälen oder Neugeborenenzimmern, viele Besucher von Intensivstationen und alle besuchenden Kinder aus Krankenhäusern verbannte. Die sozialen Folgen überzogener Angst vor unsichtbaren Krankheitsursachen, die sich heute insgesamt oder zumindest in einigen Kreisen von den Mikroorganismen zu den Umweltgiften zu verlagern scheint, sind auch in medizinethischen Überlegungen zu berücksichtigen. Das betrifft nicht nur die Isolierung Infizierter selbst, sondern auch Eingriffe in die gemeinschaftliche Gestaltung entscheidender Lebensphasen wie Geburt, Krankheit und Sterben.

Risikoabschätzung, Tugenden und Menschenrechte angesichts von Infektionen

Alle aufgeführten Beobachtungen sprechen für einen stärker differenzierten Umgang mit Infektionsrisiken, für die Konzentration auf reale Risikobereiche statt allgemeiner Panikmache. Vielleicht ist deshalb die bisherige medizinethische Praxis, Infektionen nur im Zusammenhang jeweiliger Probleme zu behandeln und keine eigene Ethik der Infektionskrankheiten zu entwickeln, gar nicht so falsch. In der Ethik, Individual- wie Sozialethik, muss immer primär vom Menschen und seinen Gefährdungen aus gedacht werden, nicht von einer wissenschaftlich aus Einzelbereichen zusammengesetzten Größe wie den mikroorganismischen Erregern und ihrer Ausbreitung.

Bei einer solchen vorrangigen Orientierung am Konkreten und Tatsächlichen statt am Abstrakten und Möglichen ergibt sich auch keine verbreitete gesellschaftliche oder moralische Kapitulation bei Infektionskrankheiten, also keine starke Tendenz etwa zu einer Entsolidarisierung zulasten von Infektionskranken. Zumindest scheint dies für die Situation innerhalb von Industrienationen zu gelten, wo sowohl Kontrolle als auch individuelle Behandlung von Infektionserkrankungen gewöhnlich gewährleistet werden. Hingegen dürfte für diejenigen Gesundheitsprobleme, darunter auch verschiedene endemische Infektionskrankheiten, die keine Gefahr für den globalen Norden darstellen, die weltweite gesundheitliche Kluft nur langsam abnehmen – trotz aller intensivierten Programme zu den „sogenannten vernachlässigten" Tropenkrankheiten. In dieser Ungleichheit liegen die größten sozialethischen Herausforderungen der Globalen Gesundheit, nicht aber in den eventuellen Bedrohungen für die deutsche Bevölkerung, die auch die Bundesregierung, wie zuvor die nationale US-amerikanische Wissenschaftsakademie (Institute of Medicine of the National Academies, 1996) in ihrem

Konzept an die Spitze der Motive gesetzt hat (Bundesregierung, 2013). Es ist wie so oft eine Frage der Perspektive: Man kann und muss auch in Deutschland klagen und warnen, aber im Weltmaßstab geht es Deutschland vergleichsweise gut, bei Infektionskrankheiten in der näheren Zukunft.

Im Hinblick auf die erforderlichen Grundhaltungen des Einzelnen und der Gesellschaft sind keine völlig neuen Optionen zu entwickeln. Was von Aristoteles ethische Tugenden genannt wurde, ist auch heute aktuell, weil es um die Suche nach dem jeweils richtigen Maß von verschiedenen Verhaltensmöglichkeiten geht. Solange sich eine Gesellschaft nicht im akuten Seuchenfall befindet, sind so von den vier Kardinaltugenden nicht nur der immer nötige vorausschauende Scharfsinn der Klugheit (prudentia von providentia = Vorausschau) zum Vermeiden und eher weniger die heroische der Tapferkeit (fortitudo) zum Durchhalten gefragt, die sich dem Reflex zur Flucht entgegenstellen kann. Vielmehr sind vor allem die Tugenden einer mäßigenden Gelassenheit (temperantia) und einer global ausgleichenden Gerechtigkeit (justitia) gefragt. Angesichts der großen Fülle denkbarer Lebensrisiken und globaler Ungleichheiten, die Realismus und Ausgleich verlangen, dürfen diese Aspekte einer angemessenen Einstellung zu Infektionsrisiken nicht vernachlässigt werden. Damit hat die Individualethik der Tugenden auch der sozialethischen Ebene von Politik für die Entscheidungen zu unserem stark emotional besetzten Umgang mit Infektionskrankheiten etwas zu sagen. Weil Infektionskrankheiten einen Gegenstand der Medizin bilden, der alle unsere Lebensbereiche und -phasen betreffen kann, erfordern sie auch allgemein menschliche Grundhaltungen in umfassender und abgewogener Weise. Deshalb stellen sie für moralische Glaubwürdigkeit einen besonderen Prüfstein dar, nicht nur ein Anwendungsfeld unter vielen.

Der prozedurale, weil komplexe Charakter der Entscheidungen zu und im Verlauf von besonderen Infektionsrisiken verbietet die Annahme eines einzigen durchschlagenden Prinzips. Das schließt keineswegs aus, dass nicht bestimmte menschenrechtliche Mindeststandards unbedingt eingehalten werden müssen, die in Freiheitsrechten (freedoms) bestehen und bestimmte Anrechte (entitlements) anderer überwiegen können (United Nations Economic and Social Council, 2000). Es spricht vieles dafür, die notwendigen Abwägungsprozesse weniger im Rahmen ethischer Theorien, die häufig konkurrieren und damit eventuell vermeidbare zusätzliche Konflikte generieren können, sondern bereits international verbindlicher Vereinbarungen und Erklärungen zu führen. Dafür gibt es keine Alternative zu den Fortschreibungen des von der Weltgesundheitsorganisation erklärten (WHO, 1948) und den Vereinten Nationen vertraglich vereinbarten (International Covenant, 1966) Rechts auf den bestmöglichen Gesundheitsstandard. Der breite Interpretationsspielraum solcher internationaler rechtlicher Dokumente verlangt wiederum auch bei Infektionskrankheiten jeweilige Entscheidungen, die nur in einer individual- wie sozialethisch reflektierten and entwickelten Haltung angemessen getroffen werden können.

Weiterführende Literatur

Alkier S, Dronsch K. HIV/AIDS – ethische Perspektiven. Berlin: de Gruyter, 2009

Bayer R, Fairchild A. The Limits of Privacy: Surveillance and the Control of Disease. Health Care Analysis. 2002; 10: 19-35

Beckmann JP, Brem G, Eigler FW. Xenotransplantation von Zellen, Geweben oder Organen. Wissenschaftliche Entwicklungen und ethisch-rechtliche Implikationen. Berlin: Springer, 2000

Bennett, Rebecca, Informed consent and HIV. Public health versus private lives, in: Len Doyal and Jeffrey S. Tobias (Hg.) Informed consent in medical research, London: BMJ Publishing Group 2001; 211–221

Bundesregierung, Globale Gesundheitspolitik gestalten – gemeinsam handeln – Verantwortung wahrnehmen. Konzept der Bundesregierung. Berlin, 2013

Buyx A, Huster S, Ethische Aspekte von Public Health. Ethik in der Medizin. 2010; 22; 175-7

Deutscher Bundestag. Zweite Beschluss-empfehlung und Schlußbericht des 3. Untersuchungsausschusses nach Artikel 44 des Grundgesetzes („HIV-Infektionen durch Blut und Blutprodukte") 25.10.1994. Drucksache Deutscher Bundestag 12.8591. Bonn, 1994: 269–71

DGKH (Deutsche Gesellschaft für Krankenhaushygiene). Aktuelle Forderungen der DGKH zur Krankenhaushygiene. Hyg Med. 2015; 40: 53-8

Europäische Kommission/Generaldirektion Gesundheit und Verbraucherschutz. Opinion on the state of the art concerning xenotransplantation: adopted by the Scientific Committee on Medicinal Products and Medical Devices on 1st. October 2001. Brüssel: European Commission, 2001

Faden RR, Kass NE (Hg.) HIV, AIDS and childbearing. Public policy, private lives. Oxford: Oxford University Press, 1996

Fauci AS, Collins FS. Benefits and Risks of Influenza Research: Lessons Learned. Science. 2012; 336(6088): 1522-3

Groß D, Rautenberg U, Rutt C. Ethische und psychosoziale Implikationen der Stammzelltransplantation bei nichtverwandten Spendern. Zeitschrift für medizinische Ethik. 2003; 49/2: 164-83

Heublein S, Hartmann M, Hagel S, Hutagalung R, Brunkhorst FM. Epidemiology of sepsis in German hospitals derived from administrative databases. Infection. 2013; 41: S71

Institute of Medicine of the National Academies, Board on International Health. America's Vital Interest in Global Health: Protecting Our People, Enhancing Our Economy, and Advancing Our International Interests. 1997

International Covenant on Economic, Social and Cultural Rights. 1966

Little P et al. Amoxicillin for acute lower-respiratory-tract infection in primary care when pneumonia is not suspected: a 12-country, randomised, placebo-controlled trial. The Lancet Infectious Diseases 2013; 13: 123-9

Marckmann G. Präventionsmaßnahmen im Spannungsfeld zwischen individueller Autonomie und allgemeinem Wohl. Ethik in der Medizin. 2010; 22: 207-20

Quante M. Das Elend der Volksgesundheit. Ethik in der Medizin. 2010; 22: 179-90

Selgelid MJ et al. Introduction, in: Selgelid MJ, Battin MP, Smith CB (Hg.) Ethics and infectious disease. Malden, Mass.: Blackwell 2006: XI-XIV

Selgelid MJ. Ethics and Infectious Diseases, in: Selgelid MJ, Battin MP, Smith CB (Hg.) Ethics and infectious disease. Malden, Mass.: Blackwell, 2006: 3-19

Selgelid, MJ, McLean AR, Arinaminpathy N (Hg.) Infectious disease ethics. Limiting liberty in contexts of contagion. Dordrecht: Springer, 2011

Smith CB. et al.. Are there characteristics of infectious diseases that raise special ethical issues?. Developing World Bioethics. 2004; 4/1: 1-16

Straßburger J. Rechtliche Probleme der Xenotransplantation: internationale Regelungen und nationaler Regelungsbedarf unter besonderer Berücksichtigung des Infektionsrisikos. Hamburg: Kovac, 2008

UNAIDS, Ethical considerations in HIV preventive vaccine research (Genf: UNAIDS 2000)

United Nations Economic and Social Council, General Comment No. 14. (Genf 2000)

WHO, Preamble to the Constitution (Genf 1948)

Winston ME. AIDS, confidentiality, and the right to know, in: Mappes TA, Zembaty JS (Hg.) Biomedical ethics. New York: McGraw-Hill 3. Auflage 1991: 173-80

Zenger CA. Arztgeheimnis und AIDS: Welche Rechtsgüter gilt es zu schützen. Genf: Selbstverlag 1993

Website

DGKH (Deutsche Gesellschaft für Krankenhaushygiene), 800.000 Infektionen, 40.000 Tote, gewaltiger wirtschaftlicher Schaden und immer noch kein Ende! Pressemitteilung vom Kongress für Krankenhaushygiene der DGKH vom 25. bis 28. März 2012 in Berlin, http://www.krankenhaushygiene.de/pdfdata/presse/2012/2012_03_22_pressemitteilung.pdf.

Priv.-Doz. Dr. med. Dipl.-Theol., M. Phil. Walter Bruchhausen

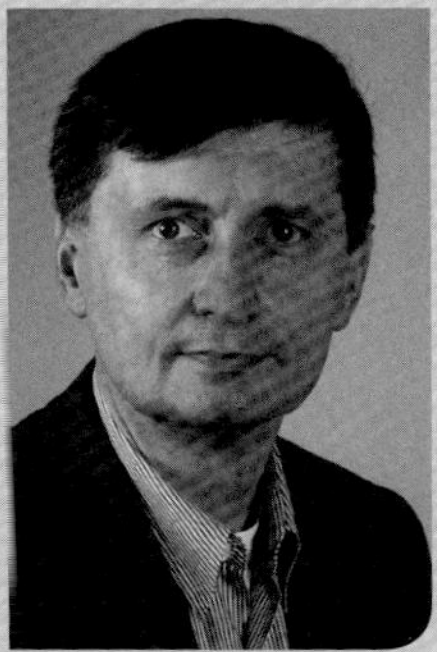
Bild: Bruchhausen

Walter Bruchhausen, Priv.-Doz. Dr. med., Dipl.-Theol., M. Phil., hat nach Studienabschlüssen an den Universitäten Bonn, Würzburg und Glasgow ärztlich in der Chirurgie deutscher Krankenhäuser und in Landarztpraxen sowie im Gesundheitswesen von Ruanda und dem Ost-Kongo gearbeitet. Mit einer Studie zur Entwicklung der Gesundheitsversorgung im südöstlichen Tansania für Geschichte, Anthropologie und Ethik der Medizin 2004 habilitiert, lehrt(e) er an den Universitäten Bonn, Aachen und Köln mit einem besonderen Schwerpunkt in Global Health-Ethik, zeitweise einschließlich Beratung in klinischer und Forschungsethik als stellvertretender Vorsitzender der entsprechenden Gremien. Seine Forschungsprojekte und Publikationen beschäftigen sich vor allem mit der Gesundheitsversorgung in Afrika, internationaler Gesundheit, interkultureller Medizinethik sowie dem Verhältnis von Medizin und Religion.

Institut für Geschichte und Ethik der Medizin, Universität zu Köln
Medizinische Fakultät, Joseph-Stelzmann-Str. 20, 50931 Köln

Chronische Infektionen: HIV/AIDS

Karl Lemmen

„Tödlich trotz Hightechmedizin" – das ist in Bezug auf HIV in Deutschland für die meisten Menschen mit HIV Vergangenheit. Die Gleichung „HIV = AIDS = Tod", die in den 80er- und 90er-Jahren des letzten Jahrhunderts zum Schreckgespenst geworden war, ist eher zur Ausnahme geworden und der sogenannte „AIDS-Exzeptionalismus" macht einer zunehmenden Normalisierung von HIV Platz.

Zu Beginn galt die AIDS-Erkrankung als Endpunkt einer HIV-Infektion noch als zu 100 % tödlich; es war nur eine Frage der Zeit, wann Betroffene an sogenannten „opportunistischen Infektionen" verstarben, die keinem gesunden Menschen hätten schaden können. Besonders gefürchtet war das als „Schwulenkrebs" verschriene Kaposi-Sarkom, ein Hautkrebs, der die Krankheit AIDS wie ein Kainsmal sichtbar werden ließ. Neben der Unheilbarkeit mussten Betroffene die Tatsache einer lebenslangen (sexuellen) Übertragbarkeit für sich verarbeiten.

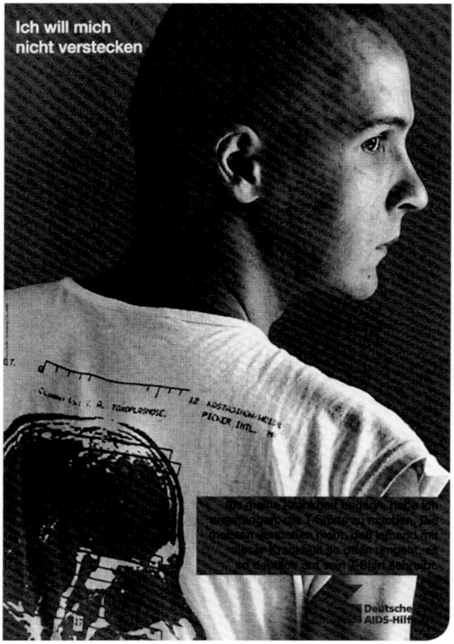

▼ *Historisches Plakat DAH: Darstellung sichtbarer Merkmale eines AIDS-Kranken zur Prävention (1992)*
Bild: DAH

Alle diese Entwicklungen erfolgten zu einer Zeit, als man glaubte, alle sexuell übertragbaren Erkrankungen „im Griff" zu haben. Die letzte, gerade unter schwulen Männern gefürchtete Hepatitis B war durch eine im Jahr 1981 zugelassene Schutzimpfung quasi besiegt worden. HIV sorgte dafür, dass diese Unbeschwertheit nicht lange währte.

HIV-Sonderweg führt zu neuen Kooperationen

Es begann die Ära des „AIDS-Exzeptionalismus" (Rosenbrock, Rolf et al., 1999). Exzeptionell war AIDS, weil es als unheilbar, lebenslang sexuell übertragbar und zu 100 % tödlich galt.

Der Glaube an die Allmacht der Medizin und die Heilbarkeit übertragbarer Erkrankung war 1981 nach Einführung der Hepatitis-Impfung stark genährt worden. AIDS entlarvte diese Allheilungsfantasien und bereitete den Raum für neue Formen der Kooperation im Medizinsystem. HIV wurde zum Katalysator für eine Palliativmedizin, bei der nicht die Heilung, sondern das Heil des Patienten zum Maß der Dinge wurde. Elementare menschliche Bedürfnisse wie Nähe und Zugehörigkeit bzw. Angst vor Ausgrenzung und Alleinsein in der letzten Lebensphase wurden Themen, an denen man bei Stationsbesprechungen nicht herumkam. Wenn man schon rein medizinisch nichts mehr für die Patienten tun konnte, ging es darum, in der Pflege sein Bestes zu geben. Der AIDS-Exzeptionalismus führte zu einer Aufwertung der „medizinischen Hilfswissenschaften" – von der Psychologie bis zur Palliativpflege.

▼ *DAH-Kampagne zum Wandel der HIV-Infektion und höherer Lebensqualität bei Behandlung*

Bild: DAH/Johannes Berger

Heilungschancen durch Medikalisierung von HIV und EKAF-Statement

Die Medikalisierung von HIV wurde mit dem AIDS-Kongress in Vancouver 1996 eingeläutet. Zur Verdeutlichung des damit eingeleiteten Paradigmenwechsels teilt man in HIV-Kreisen inzwischen in die Zeit vor und nach Vancouver (Deutsche AIDS-Hilfe e. V., 1998) ein. „Nach Vancouver" heißt vor allem ein Ende der Gleichung „HIV = Tod". HIV wurde behandelbar, wenn zu Beginn auch mit schweren Nebenwirkungen. Heutzutage bezeichnet selbst das Robert Koch-Institut (www.rki.de) AIDS als eine vermeidbare Erkrankung, wenn HIV rechtzeitig diagnostiziert und bei Bedarf therapiert wird.

Ein zweiter Paradigmenwechsel wurde 2008 durch ein Statement der Eidgenössischen Kommission für AIDS-Fragen – kurz EKAF-Statement (www.dagnae.de, www.aidshilfe.de) – eingeleitet. Danach sind Menschen, die erfolgreich mit einer antiretroviralen Therapie behandelt werden, unter bestimmten Bedin-

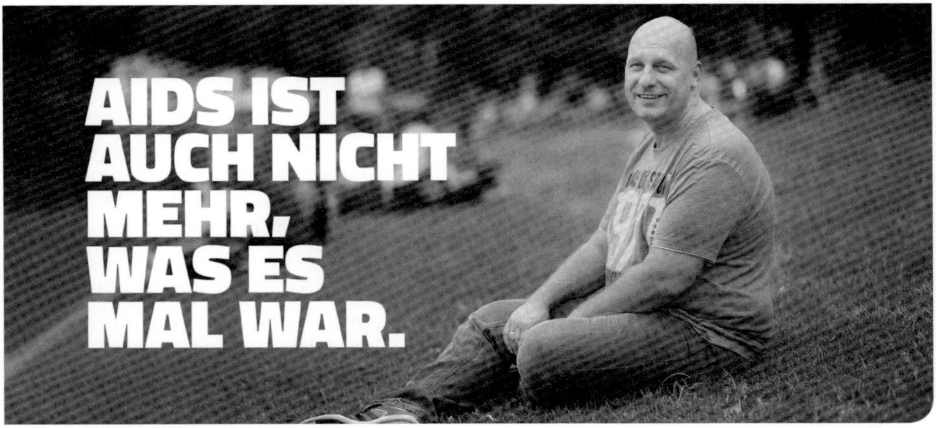

gungen nicht mehr infektiös. Damit ist das zweite den AIDS-Exzeptionalismus begründende Kriterium hinfällig: die lebenslange Übertragung. Für Menschen mit HIV und ihre Partner/innen ist das eine große seelische Entlastung, die sich auch auf die Selbst- und Fremdwahrnehmung von HIV-Positiven in unserer Gesellschaft auswirken wird. Früher galten die Menschen, die bereits krank aussahen, als diejenigen mit dem höchsten Übertragungsrisiko. Heute weiß man, dass es keinen Grund mehr gibt, stabil behandelte HIV-Positive als Ansteckungsrisiko zu betrachten.

Nach Einschätzung von Experten kann um das Jahr 2020 mit anwendbaren Ansätzen zur Heilung gerechnet werden. Das wird aber nur für diejenigen Bedeutung haben, die sich nach diesem Zeitpunkt infizieren werden, weil es bei diesem Ansatz nur darum gehen wird, das Virus durch eine sehr frühe Intervention daran zu hindern, sich im Körper einzunisten. Für alle anderen wird gelten, was auch schon heute gilt: Ein langes und gutes Leben mit HIV und der HIV-Therapie ist vorstellbar und die Chancen hierfür werden von Tag zu Tag besser.

Es scheint, als hätte sich die Medizin vom „AIDS-Schock" erholt, denn inzwischen greift sie auch nach der Prävention, die bisher den Verhaltenswissenschaftlern überlassen wurde. Mit den Strategien der Prä- und Post-Expositionsprophylaxe (www.hivandmore.de) können Medikamente angeboten werden, die durch Einnahme vor oder nach dem Sex vor einer HIV-Infektion schützen sollen.

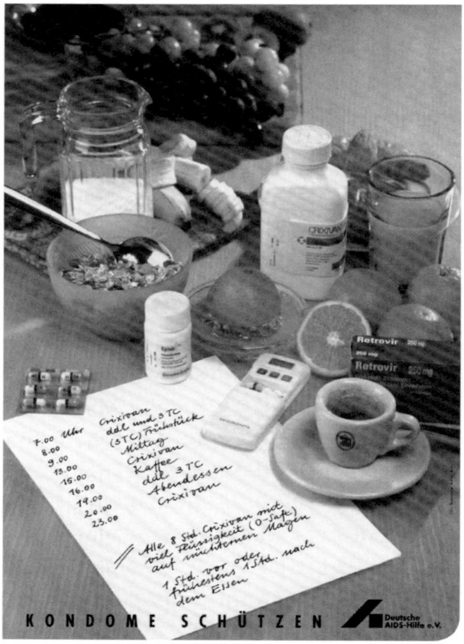

▲ *Historisches Plakat DAH zum Thema HIV-Therapien (1997)*
Bild: DAH

Eine Medikalisierung der Prävention wird nicht alle Probleme lösen können, da es bei der Bewältigung der AIDS-Krise um drei V's ging:

- Viren
- Verletzlichkeiten
- Vernunft

HIV-Syndemie

„Motor der Seuche" waren nie alleine bestimmte Viren, noch irgendwelche diskriminierenden Verhaltensweisen, sondern ein komplexes Zusammenspiel verschiedener Vulnerabilitätsfaktoren, die gemeinsam die HIV-Syndemie (Langer, Phil, 2010) ausmachen. Das Zusammenspiel biologischer, seelischer und sozialer Faktoren in den Blick zu nehmen, wird die Herausforderung der Zukunft sein.

Das Infektionsrisiko von schwulen Männern in der Bundesrepublik setzt sich zusammen aus der größeren biologischen Verletzlichkeit bei Praktiken, wie z. B. dem Analverkehr und der Angst vor Diskriminierung als schwuler Mann und einem dadurch eventuell erschwerten Zugang zu Prävention und Behandlung von sexuell übertragbaren Erkrankungen. Dieses „Risiko" multipliziert sich mit der ohnehin hohen Prävalenz von HIV unter homosexuellen Männern, die ein – grob geschätzt – hundertfach erhöhtes Risiko haben, auf einen infizierten Partner zu treffen.

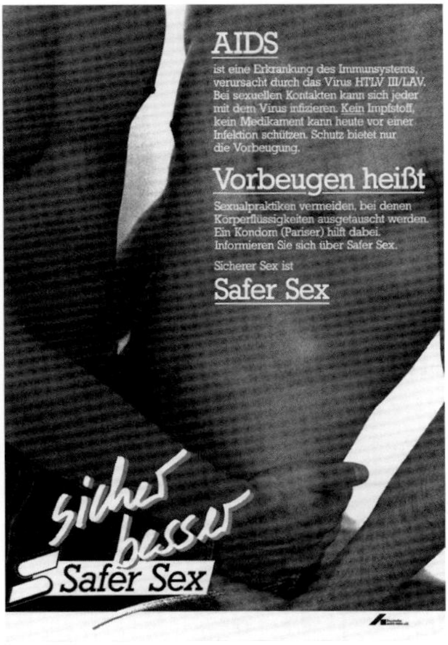
AIDS
ist eine Erkrankung des Immunsystems, verursacht durch das Virus HTLV III/LAV. Bei sexuellen Kontakten kann sich jeder mit dem Virus infizieren. Kein Impfstoff, kein Medikament kann heute vor einer Infektion schützen. Schutz bietet nur die Vorbeugung.
Vorbeugen heißt
Sexualpraktiken vermeiden, bei denen Körperflüssigkeiten ausgetauscht werden. Ein Kondom (Pariser) hilft dabei. Informieren Sie sich über Safer Sex.
Sicherer Sex ist
Safer Sex
sicher besser
Safer Sex

▲ *Plakat DAH zur Prävention (1985)*
Bild: DAH

▼ *HIV-Infizierte nach Ländern*

Nr.	HIV-Infizierte je 1.000 Einwohner	
1	Swasiland	256,07
5	Südafrika	129,67
14	Haiti	38,51
42	Kambodscha	12,97
54	Russland	6,93
56	Indien	6,33
60	Estland	5,97
65	Schweden	4,77
73	Spanien	3,47
75	USA	3,45
83	Frankreich	2,18
85	Schweiz	1,87
88	Grönland	1,77
89	Kanada	1,75
94	Niederlande	1,46
97	Österreich	1,28
101	Grossbritannien	1,07
109	Australien	0,77
119	Deutschland	0,56
120	Iran	0,55
125	Neuseeland	0,42

Quelle: http://www.welt-in-zahlen.de/laendervergleich.phtml?indicator=45

Bei Drogengebrauch ist hingegen ein ganz anderes Zusammenspiel der drei V's zu beobachten. In Deutschland ist die Neuansteckungsrate mit HIV unter den intravenös Drogengebrauchenden stark rückläufig, die umfangreichen Strategien der Schadensminderung (Harmreduction) zeigen ihre Wirkung in Bezug auf HIV. Dahingegen haben

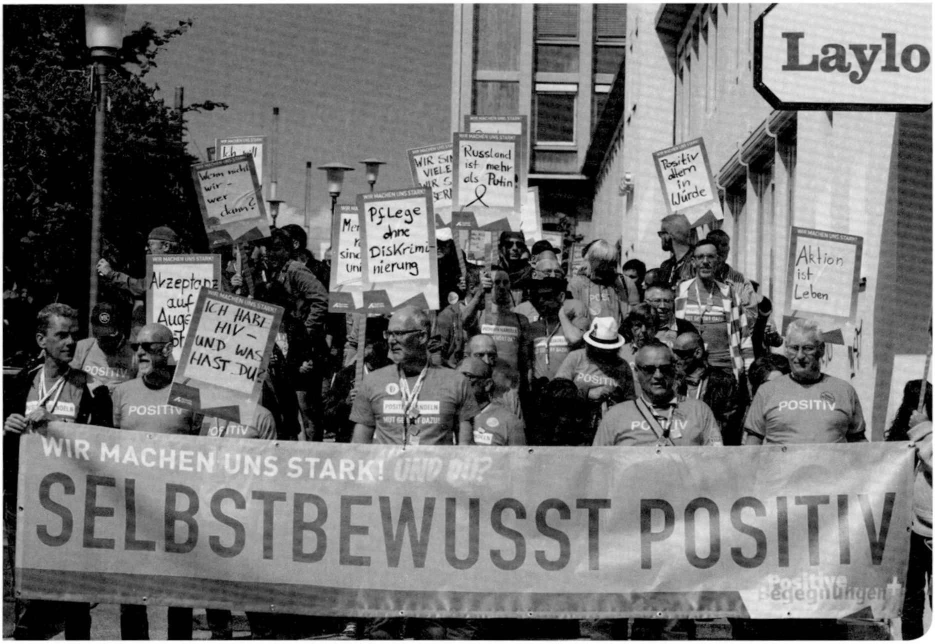
Laylo
Russland ist mehr als Putin
Positiv altern in Würde
Pflege ohne Diskriminierung
Aktion ist Leben
ICH HAB HIV – UND WAS HAST DU?
POSITIV
WIR MACHEN UNS STARK!
SELBSTBEWUSST POSITIV

▲ *Demonstration gegen Diskriminierung HIV-positiver Menschen*
Bild: DAH/Johannes Berger

sich die gesundheitlichen Probleme der Drogengebrauchenden zuungunsten der Hepatitis C verschoben, die für die Zukunft die größte Herausforderung in der Prävention und Behandlung darstellen wird. Auch bei Drogengebrauchenden gilt es, Syndemie-Effekte in Rechnung zu stellen: z. B. die Sucht als Selbstfürsorge für ein geschädigtes Selbst sehen zu können, das durch sexuellen Missbrauch, traumatische Erfahrungen etc. Schaden genommen haben kann.

Das dritte V betrifft die Vernunft in der gesellschaftlichen Reaktion auf ein Gesundheitsproblem. Hier gab es zu Beginn des AIDS-Exzeptionalismus harte politische Auseinandersetzungen. Der sogenannte „Old Public Health"-Ansatz sah vor, die Infizierten durch eine forcierte Testung zu identifizieren und unter Umständen zu isolieren. Unter dem Label „New Public Health" (Rosenbrock, 1986) änderte sich die politische Marschrichtung im gesellschaftlichen Umgang mit sexuell übertragbaren Erkrankungen und es wurde eine gesellschaftliche Lernstrategie forciert: „AIDS geht jeden an!" und „Safer Sex ist für alle da!" – waren die Schlagworte der ersten Kampagnen.

Eine im Vergleich zu anderen Industrieländern sehr niedrige HIV-Prävalenz und eine nur geringe Dissemination der Epidemie aus den Hauptbetroffenengruppen in die Allgemeinbevölkerung sprechen für den Erfolg der gesellschaftlichen Lernstrategie.

Aktuelle und zukünftige Herausforderungen für die AIDS-Hilfe

Dennoch bleibt die Prävention von HIV und anderen sexuell übertragbaren Erkrankungen (STI) die größte Herausforderung für die AIDS-Hilfen. Hier gilt es für die Zukunft, die Barrieren zu identifizieren, die einem angemessenen Risikomanagement abträglich sind. An erster Stelle ist hier die fortbestehende Diskriminierung von Menschen mit HIV zu nennen.

Wie eine aktuelle Umfrage der Deutschen AIDS-Hilfe (www.positive-stimmen.de/) unter Menschen mit HIV ergab, müssen Menschen mit HIV mit erheblichen Nachteilen rechnen, wenn sie sich als HIV+ outen: 19 % der HIV+ wurde in den letzten zwölf Monaten ein Gesundheitsdienst verweigert. Häufig sind es Zahnärzte, die Menschen mit HIV aus ihrer Praxis fernzuhalten versuchen und dies mit der Infektionsgefahr für das Praxispersonal begründen. Aber auch Radiologen, bei denen der Körperkontakt auf den Händedruck reduziert bleibt, halten sich Menschen mit HIV lieber vom Leib. Auch im Alltag hat jeder dritte HIV+ Ablehnung und Ausgrenzung von Nachbarn und Freunden erfahren. Zahlen, die verdeutlichen, wie schwierig ein Leben mit HIV trotz aller medizinischer Normalisierung immer noch sein kann. Jeder vierte Mensch mit HIV gibt an, wegen HIV schon Selbstmordgedanken gehabt zu haben. Drei Viertel der Befragten geben an, mit depressiven Stimmungen auf ihre Diagnose reagiert zu haben. Für die AIDS-Hilfen gibt es auch in Zukunft noch genug zu tun. Die „soziale Normalisierung“ von HIV stellt sich nicht automatisch ein, sondern braucht weiterhin ein nachhaltiges Engagement für die Verbesserung der Lebensbedingungen von Menschen mit HIV.

Die drohende Strafverfolgung von Menschen mit HIV (www.aidshilfe.de) stellt eine weitere Barriere für den Zugang zum HIV-Test dar. Nach aktueller Rechtsprechung wird heute den Menschen die gesamte Verantwortung für die Prävention aufgebürdet, die von ihrer Infektion wissen.

Das deutlichste Zeichen für die fortbestehende Ausgrenzung von Menschen mit HIV sind die weltweiten Reise- und Aufenthaltsbeschränkungen (www.hivrestrictions.org/). Es sind immer noch rund 60 Länder weltweit, die Menschen mit HIV die Einreise verbieten bzw. sie bei Bekanntwerden ihrer Infektion deportieren. Ein kleiner Lichtblick ist dabei, dass Staaten wie die USA und China in den letzten Jahren dem zivilgesellschaftlichen Druck nachgegeben und ihre Einreisebestimmungen gelockert haben.

Aktuelle Kampagnen zum Welt-AIDS-Tag (www.welt-aids-tag.de) beschränken sich inzwischen nicht mehr auf Aufrufe zur Kondombenutzung, sondern thematisieren offen das alltägliche Leben mit HIV und zeigen, dass HIV etwas mit dem Leben konkreter Menschen zu tun hat.

Weiterführende Literatur

Deutsche AIDS-Hilfe e.V. (1998): Vancouver – 2 Jahre danach; Dokumentation einer Fachtagung

http://www.aidshilfe.de/de/aktuelles/meldungen/ein-ungeheurer-fortschritt-fuer-menschen-mit-hiv-dossier-zum-jahr-fuenf-nach-ekaf

http://www.aidshilfe.de/de/aktuelles/meldungen/pressemitteilung-strafbarkeit-der-hiv-uebertragung-beenden

http://www.dagnae.de/fachthemen/stellungnahmen/aktuelle-kommentierung-des-ekaf-statements-durch-die-deutsche-aids-gesellschaft-daig-und-position-der-dagna-zu-ekaf/

http://www.econstor.eu/bitstream/10419/47428/1/300394950.pdf am 20.02.2014

Die Normalisierung von AIDS in Westeuropa. Der Politikzyklus am Beispiel einer Infektionskrankheit; Veröffentlichungsreihe der Forschungsgruppe Public Health, Wissenschaftszentrum Berlin für Sozialforschung (WZB), No. P99-20

http://www.hivandmore.de/hiv-pep/

http://www.hivrestrictions.org/

http://www.positive-stimmen.de/

https://www.welt-aids-tag.de/

Langer, Phil (2010): Sieben Thesen zur Strukturellen Prävention; in: Drewes, Jochen & Sweers, Holger: Strukturelle Prävention im Kontext von HIV; AIDS-Forum DAH, Band 57, S. 321-347

Rosenbrock, Rolf (1986): AIDS kann schneller besiegt werden, VSA Verlag, Hamburg

Dipl.-Psych. Karl Lemmen

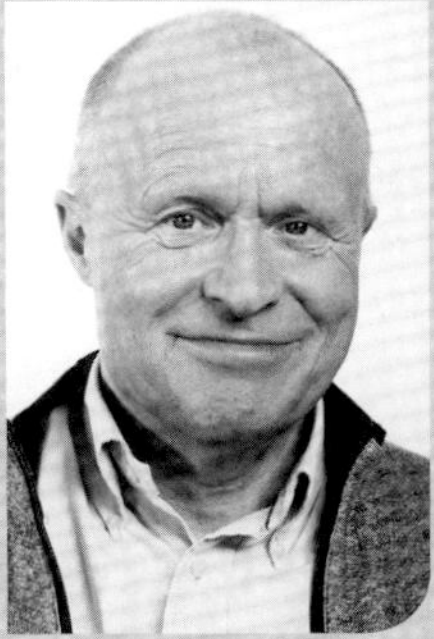

Bild: DAH/ Johannes Berger

Karl Lemmen ist Diplom-Psychologe bei der Deutschen AIDS-Hilfe. Nach Abschluss seines Studiums der Psychologie an der FU Berlin baute er von 1986 bis 1992 mit der Berliner AIDS-Hilfe eine Organisation mit auf, in deren Fokus die seelische und sexuelle Gesundheit schwuler Männer steht. 1992, auch wegen des großen Sterbens von Freunden, benötigte er eine Auszeit und engagierte sich in der sozialpsychiatrischen Versorgung. 1995 – ein Jahr vor dem großen Durchbruch in der medizinischen Behandelbarkeit von AIDS – stieg er wieder in die AIDS-Hilfe-Arbeit ein, jetzt als Referent für Psychosoziales und Qualitätsentwicklung bei der Deutschen AIDS-Hilfe. Schwerpunkte seiner Arbeit sind Wissensmanagement, Partizipative Qualitätsentwicklung und Qualifizierung von Mitarbeitern.

Die Deutsche AIDS-Hilfe

Die Deutsche AIDS-Hilfe (DAH) ist der Dachverband von rund 120 Mitgliedsorganisationen (AIDS-Hilfen, Präventionsprojekte, Drogenhilfeeinrichtungen, Schwulen- und Lesbenzentren, Wohn- und Pflegeprojekte u. a.). Zentrale Anliegen sind HIV-Prävention und die Interessensvertretung von Menschen mit HIV. Mit staatlicher Förderung gestaltet die DAH die Präventionsangebote für die besonders stark von HIV betroffenen Gruppen (Schwule und andere Männer, die Sex mit Männern haben, Menschen, die intravenös Drogen konsumieren, Menschen in Haft, Sexarbeiterinnen und Sexarbeiter, Menschen aus Ländern, in denen HIV besonders stark verbreitet ist). Dabei behält die DAH stets im Blick: Diskriminierung von Menschen mit HIV und den genannten Gruppen schadet der Gesundheit der Menschen wie der Prävention. Engagement gegen Ausgrenzung und Stigmatisierung ist daher ein essenzieller Bestandteil der Präventionsarbeit („Strukturelle Prävention"). Die DAH fördert in vielfältiger Weise Selbsthilfeaktivitäten von Menschen mit HIV/AIDS und leistet im Fall von Diskriminierung Unterstützung. Darüber hinaus koordiniert die DAH als Fachverband die bundesweiten Beratungsangebote der AIDS-Hilfen (telefonisch, online und persönlich) und bietet Aus- und Weiterbildung für Menschen an, die im HIV-Bereich tätig sind.

Deutsche AIDS-Hilfe

Deutsche AIDS-Hilfe e.V.
Wilhelmstraße 138, 10963 Berlin
Tel.: 030 69 00 87-0
www.aidshilfe.de

Akute Infektionen: EHEC-Ausbruch in Deutschland 2011

Klaus Stark

Eine Mikrobe namens EHEC versetzte Forscher und Gesundheitsbehörden im Frühsommer 2011 in Alarmbereitschaft: Der Erreger kann lebensbedrohliche Darmentzündungen mit blutigen Durchfällen und Nierenversagen hervorrufen. Auslöser der Epidemie war Bockshornkleesamen. EHEC-Fälle treten immer wieder auf.

Von Mai bis Juli 2011 ereignete sich in Deutschland der weltweit größte Ausbruch von Hämolytisch-Urämischen Syndrom (HUS), verursacht durch Enterohämorrhagische Escherichia coli (EHEC) des Serotyps O104:H4. Der Schwerpunkt des Ausbruchs lag in Norddeutschland, allerdings waren auch viele andere Länder durch Reisende betroffen, die sich im Ausbruchsgebiet aufgehalten hatten. In Frankreich gab es einen nicht reise-assoziierten Satellitenausbruch durch den gleichen Erregerstamm. Bei dem Ausbruchserreger handelte es sich um ein ungewöhnliches Hybrid eines

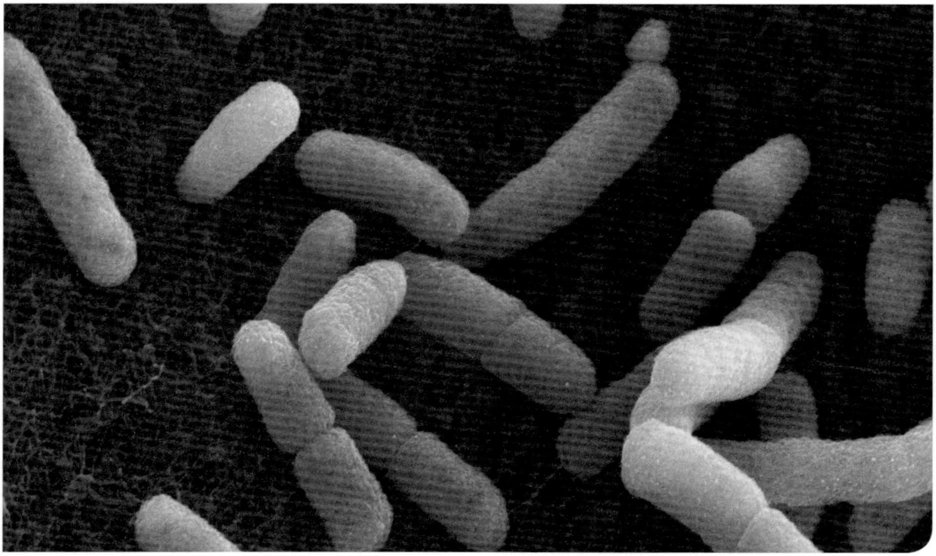

▲ *Erreger EHEC O104*
Bild: RKI

Enteroaggregativen E. coli Stammes und eines Enterohämorrhagischen E. coli Stammes vom Serotyp O104:H4, der das Shigatoxin 2 produzierte.

Insgesamt wurden 855 HUS-Fälle und 2.987 Fälle von EHEC-bedingter Gastroenteritis, häufig manifestiert als blutige Durchfälle, im Ausbruchszeitraum erfasst. Das Durchschnittsalter (Median) lag bei 42 Jahren. Frauen waren überproportional betroffen (68 % der HUS-Fälle). 53 Patienten verstarben. Die höchsten Inzidenzen wurden in den fünf nördlichen Bundesländern Hamburg, Schleswig-Holstein, Bremen, Niedersachsen und Mecklenburg-Vorpommern verzeichnet. Die Besonderheiten dieses Ausbruchs waren der hohe Anteil von HUS-Erkrankungen (22 %), die Tatsache, dass das HUS – üblicherweise eine Erkrankung des Kindesalters – vor allem Erwachsene (88 %) betraf und die außergewöhnlich lange Inkubationszeit (Median acht Tage) vom Verzehr des Lebensmittelvehikels bis zum Beginn der Durchfälle.

Nach Ausbruchsende wurden nur noch wenige, zumeist sekundär übertragene Fälle übermittelt. Es gibt keine Hinweise, dass sich der Erreger in Deutschland endemisch etabliert hätte.

Auslöser der Epidemie: Bockshornkleesamen

Epidemiologische Studien des Robert Koch-Instituts zeigten einen signifikanten Zusammenhang zwischen dem Verzehr von Sprossen und der Erkrankung. Entscheidend war hierbei eine rezept-basierte Restaurantstudie, in der die Expositionsdaten von Erkrankten und Nicht-Erkrankten in definierten Studiengruppen durch Angaben des Küchenchefs zu den Essenszutaten ergänzt wurden (Relatives Risiko 14.2; 95 % Konfidenzintervall 2.6 - ∞), und damit unabhängig vom Erinnerungsvermögen der einzelnen Personen erhoben werden konnten. Sprossenverzehr war der einzige statistisch signifikante Risikofaktor für die Erkrankung – alle Erkrankten in dieser Studiengruppe hatten Sprossen verzehrt, während dies bei keinem Nicht-Erkrankten der Fall war.

Die Lebensmittelrückverfolgung und -vorwärtsverfolgung durch die Lebensmittelbehörden in Deutschland (EHEC Task Force des Bundes und der Länder am Bundesamt für Verbraucherschutz und Lebensmittel) ergab, dass sich 41 Erkrankungshäufungen (Cluster), zumeist in Restaurants, auf einen bestimmten sprossen-produzierenden Betrieb in Niedersachsen zurückführen ließen. Die Rückverfolgung der Sprossensamen des Ausbruchs in Deutschland und des Satellitenausbruchs in Frankreich durch den gleichen Erreger zeigte als Gemeinsamkeit eine spezifische Charge von Bockshornkleesamen aus Ägypten.

Restrisiko trotz hoher Standards

Auch in Ländern mit hohen Standards der öffentlichen Gesundheit und Lebensmittelsicherheit und der medizinischen Versorgung können kontaminierte Lebensmittel zu massiven

Ausbrüchen mit ungewöhnlich schweren Verläufen und erheblicher Letalität führen, insbesondere bei zuvor kaum bekannten, hochvirulenten Erregern. Insgesamt konnte der Ausbruch durch die Kooperation zwischen Einrichtungen des Öffentlichen Gesundheitsdienstes, Lebensmittelbehörden, Kliniken und Laboren innerhalb relativ kurzer Zeit erfolgreich bewältigt werden. Eine Reihe von Herausforderungen wurde allerdings deutlich, z. B. bezüglich der frühzeitigen Erkennung von überregionalen Ausbrüchen, der Aufdeckung von schwer erinnerlichen Lebensmittelvehikeln, der Lebensmittelverfolgung und Lebensmittelsicherheit, der Risikokommunikation und der Sicherstellung der medizinischen Versorgung in solchen Krisen.

Prof. Dr. Klaus Stark

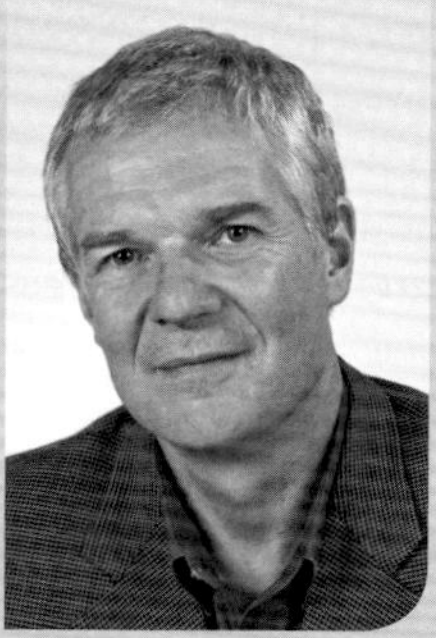

Bild: Stark

Klaus Stark war nach dem Studium der Humanmedizin zunächst klinisch tätig im Bereich der Tropenmedizin und Infektiologie (Institut für Tropenmedizin bzw. Virchow-Klinikum, Berlin).

Er erhielt eine Ausbildung in Epidemiologie (Master of Science, London School of Hygiene and Tropical Medicine) und habilitierte sich 1997 in Epidemiologie und Medizinischer Statistik (Freie Universität Berlin). Er arbeitete im Institut für Medizinische Statistik und Epidemiologie und seit 2001 am Robert Koch-Institut. Seit 2003 ist er Leiter des Fachgebietes Gastrointestinale Infektionen, Zoonosen und tropische Infektionen (Abt. für Infektionsepidemiologie). Die Aufgabenbereiche umfassen die Überwachung und Kontrolle von Infektionskrankheiten, Ausbruchsuntersuchungen, epidemiologische Studien, Aus- und Weiterbildung und internationale Kooperation.

Er hat zahlreiche Forschungs- und Drittmittelprojekte koordiniert und durchgeführt in den Bereichen Public Health, Epidemiologie und Prävention von Zoonosen, lebensmittelbedingten Infektionskrankheiten, vektorübertragenen und importierten Infektionen, Virushepatitis, HIV, tropischen Infektionskrankheiten sowie neu und verstärkt auftretenden Infektionskrankheiten.

An der Charité und Berlin School of Public Health nimmt er Lehraufgaben wahr.

Aufbau eines Stiftungsinstituts an der Akkon-Hochschule

Institute for Research in International Assistance

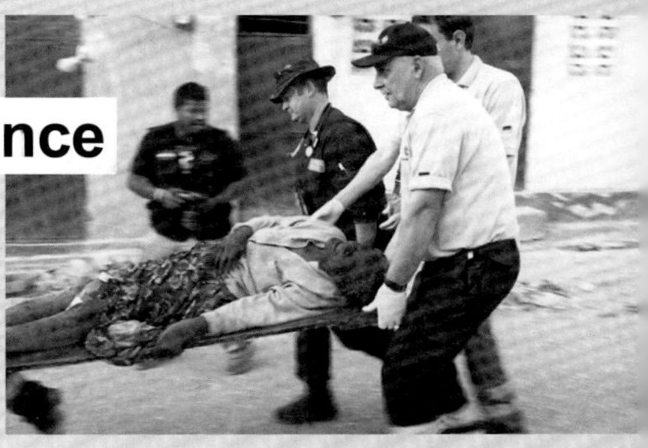

Um dem großen Bedarf an qualifiziertem Krisenmanagement gerecht zu werden und wirksame Hilfe in den Krisen der Welt leisten zu können, hat die Akkon-Hochschule auf der Grundlage des Bachelorstudiengangs Internationale Not- und Katastrophenhilfe das Konzept für das Institute for Research in International Assistance erarbeitet. Ziel ist es, mit dem neuen Institut die Forschung breiter anzulegen und zu intensivieren und in der Folge einen Masterstudiengang aufzubauen, der den Studierenden einzigartige Möglichkeiten bietet: Das Institut wird ein Ort innovativer, wissenschaftlicher Arbeit sein in enger Kooperation mit Projekten der Humanitären Hilfe und Entwicklungszusammenarbeit.

Ab 2019 soll der Masterstudiengang Globale Gesundheit (Master of Global Health) den Bachelorstudiengang Internationale Not- und Katastrophenhilfe als konsekutiver Master inhaltlich und wissenschaftlich fortsetzen. Zudem eignet er sich als berufsbegleitender Master für Quereinsteiger.

Starke Partner – sichere Zukunft

Für die Einrichtung des neu zu gründenden Instituts inklusive der notwendigen wissenschaftlichen Stellen ist die Akkon-Hochschule auf Partner angewiesen, die sie finanziell unterstützen. Das geplante Institut soll gemeinsam mit externen Förderern als Stiftungsinstitut verwirklicht werden. Dabei handelt es sich um die Anschubfinanzierung zur Etablierung des Instituts in den ersten fünf Jahren. Insgesamt liegt der Finanzierungsbedarf bei 1,97 Mio. Euro. Die Kosten setzen sich aus Personal- und Sachkosten zusammen.

Bitte unterstützen Sie uns bei unserem strategischen Vorhaben.
Werden Sie Partner der Akkon-Hochschule. Gemeinsam bewirken wir mehr.

akkon
hochschule für
humanwissenschaften

Ihr Ansprechpartner:

Prof. Dr. med. Dr. PH Dr. h.c. Timo Ulrichs
Akkon-Hochschule für Humanwissenschaften
Colditzstraße 34–36, 12099 Berlin
Tel.: 030 80 92 332-15
timo.ulrichs@akkon-hochschule.de
www.akkon-hochschule.de

Nosokomiale Infektionen durch multiresistente Erreger (MRE)

Susanne Huggett

Medienberichte über gefährliche, nicht mehr mit Antibiotika behandelbare Bakterien verunsichern Patienten und ihre Angehörigen. Wie groß ist die Gefahr durch bestimmte Erreger, und kann jeder Einzelne dazu beitragen, die Resistenzentwicklung einzudämmen? Patientensicherheit spielt in den Kliniken in Deutschland eine wichtige Rolle. Es werden große Anstrengungen unternommen, Risiken für Patienten in den Kliniken zu minimieren. Ganz besonders wichtig ist dabei, im Zusammenhang mit einer medizinischen Maßnahme erworbene, sogenannte „nosokomiale Infektionen" so weit wie möglich zu vermeiden.

Resistente Erreger werden bei Patienten in Deutschland, aber ebenso in anderen Teilen der Welt zunehmend häufig nachgewiesen und als Risiko bei der Therapie schwerer Krankheiten erkannt. Die US-Seuchenbehörde CDC hat im September 2013 den Antibiotic Resistance Threat Report veröffentlicht. Die Schlussfolgerung lautet: Gegen Antibiotika resistente Bakterien werden zur Gefahr für die Weltbevölkerung!

Resistenzen lassen sich seit mehr als 50 Jahren global verfolgen. Sie sind mit dem Einsatz neuer Antibiotika unmittelbar verknüpft. Denn Bakterien sind Überlebenskünstler und entwickeln Strategien, Antibiotika zu inaktivieren und damit für die Bakterien unschädlich zu machen.

Antibiotika werden nicht nur zur Behandlung bakterieller Infektionen des Menschen eingesetzt. Sie haben als Zusatz im Tierfutter bei der Tiermast eine weite Verbreitung. Trotz umfangreicher Aufklärung und verschiedenster Maßnahmen auch vonseiten des Gesetzgebers wird keine entscheidende Einschränkung des Gebrauchs festgestellt. Im Jahr 2012 sind mit 1.619 Tonnen Antibiotika in der Tiermast in Deutschland nur 87 Tonnen weniger als 2011 (-5 %) an z. B. Geflügel oder Schweine verfüttert worden. Die Bundesregierung hat mit der Gegenüberstellung des enormen Antibiotikaeinsatzes in der Human- und der Veterinärmedizin im Germap Atlas 2008, 2010 und 2012 dieses Thema in die öffentliche Diskussion gerückt. Die Initiative DART (Deutsche Antibiotika-Resistenzstrategie), die bereits 2008 startete, hat zum Ziel, den Antibiotikaeinsatz in Deutschland drastisch einzuschränken.

In der Diskussion um antibiotikaresistente Bakterien stand in Deutschland seit Ende der 1990er-Jahre der Methicillin-resistente *Staphylococcus aureus* (MRSA) besonders im Fokus.

Nosokomiale Infektion

Eine nosokomiale Infektion ist nach dem Infektionsschutzgesetz eine Infektion, die im zeitlichen Zusammenhang mit einer stationären oder ambulanten medizinischen Maßnahme steht – vorausgesetzt, die Infektion bestand nicht bereits vorher.

Da eine Infektion eine sehr kurze (wie bei Noroviren) oder eine sehr lange (wie bei Hepatitis B) Inkubationszeit haben kann, ist es nicht möglich, für eine nosokomiale Infektion ein festes Zeitintervall anzugeben.

Wird eine Infektion als nosokomial eingestuft, liegt weder automatisch ein kausaler Zusammenhang zwischen der medizinischen Maßnahme und dem Auftreten der Infektion vor noch kann automatisch ein Behandlungsfehler angenommen werden.

Infektionen werden unabhängig davon, ob sie vermeidbar sind oder nicht, als „nosokomial“ eingestuft.

Antibiotikaresistenz

Antibiotika sind in der Behandlung von Infektionen lebenswichtig. Mit der Einführung und Verordnung von Antibiotika müssen wir aber auch die zunehmende Resistenz von Bakterien gegenüber den neuen Substanzen erkennen. Bakterien sind Überlebenskünstler und können Strategien zur Inaktivierung von Antibiotika entwickeln.

Bakterien verfügen z. B. über sogenannte „Resistenzgene“, die sie zum Teil auch auf andere Bakterien übertragen können, was zu einer Ausweitung der Resistenzentwicklung und damit zur „Abstumpfung“ dieser wichtigen Waffe gegen Infektionen führt.

Durch die Gabe von Antibiotika können die empfindlichen Bakterien abgetötet werden, während die resistenten Bakterien überleben und sich vermehren können, das heißt, Antibiotika üben auf resistente Bakterien einen Selektionsdruck aus.

MRSA

Den *Staphylococcus aureus* finden wir bei ca. 30 % der Bevölkerung auf der Haut und Schleimhaut, z. B. im Nasenvorhof. Er stellt für Gesunde kein größeres Risiko dar. Die resistente Variante, der sogenannte MRSA, kann insbesondere bei Abwehrgeschwächten schwere Infektionen hervorrufen. Deshalb ist es wichtig, bei Risikopatienten zu wissen, ob sie mit MRSA besiedelt oder sogar infiziert sind. Sofern eine Antibiotikabehandlung erforderlich wird, kann umgehend das wirksame Antibiotikum eingesetzt werden.

Epidemiologische Daten zu der Frage, inwieweit Patienten, bei denen ein MRSA-Nachweis erfolgte, diesen resistenten Erreger in die Klinik mitgebracht haben, gab es zu Beginn dieses Jahrtausends in Deutschland nur vereinzelt. Medilys, das Asklepios Großlabor, das in Hamburg Laborleistungen für die sieben Hamburger Asklepios Kliniken erbringt, führt mit einem Fachbereich Hygiene die Beratung und Betreuung der Kliniken durch. Medilys baute ab Oktober 2003 das erste klinikübergreifende Netzwerk MRSA in Deutschland auf, mit dem inzwischen die Entwicklung über zehn Jahre verfolgt werden kann. Damit wurden umfangreiche Daten dieser Metropolregion zusammengestellt, die wichtige Informationen zu MRSA geben.

In jeder Hamburger Asklepios Klinik gibt es halbjährlich eine detaillierte Analyse und Bewertung der Ergebnisse. Dabei zeigte sich in den vergangenen Jahren eine Zunahme der MRSA-Fälle insgesamt. Der Anteil der bereits bei Klinikaufnahme nachweisbaren MRSA-Fälle ist deutlich auf mindestens das Vierfache angestiegen. Die spät erkannten nosokomialen MRSA-Nachweise sind drastisch gesunken. Als Vergleich zu diesen Ergebnissen gelten die Daten des Nationalen Referenzzentrums für die Erfassung nosokomialer Infektionen zu MRSA-KISS. Durch die engmaschige Überwachung kann im Einzelfall ein aktuell aufgetretenes Defizit etwa beim Screening oder bei der Umsetzung der geltenden Hygienestandards zeitnah in einer Klinik erkannt werden. Interventionen sind ggf. umgehend möglich.

Mit diesen Daten wird der Trend in Deutschland bestätigt, dass über 80 % der Patienten, bei denen MRSA nachgewiesen wird, diesen Erreger bereits vor Klinikaufnahme haben. Das heißt gleichzeitig, auch im ambulanten Bereich ist hier ein sektorenübergreifendes Management erforderlich, um die Ausbreitung von MRSA einzudämmen.

Neben den im Gesundheitswesen auftretenden MRSA-Stämmen, den sogenannten „Ha-MRSA" (healthcare associates MRSA), gibt es die in der Gemeinschaft (communitiy associated MRSA) auftretenden Ca-MRSA und die im Zusammenhang mit der Landwirtschaft nachweisbaren Stämme, die als La-MRSA klassifiziert und z. B. bei Landwirten und Tierärzten festgestellt werden können.

MRSA ist inzwischen ein gut beherrschbarer Erreger, das Management im Umgang mit MRSA ist etabliert. Gramnegative resistente Erreger werden zunehmend häufig nachgewiesen und werfen neue Fragen im Umgang mit Patienten auf, die diese Erreger tragen.

Hygienemaßnahmen/Isolierung bei Nachweis von MRGN (multiresistente grammnegative Stäbchen)

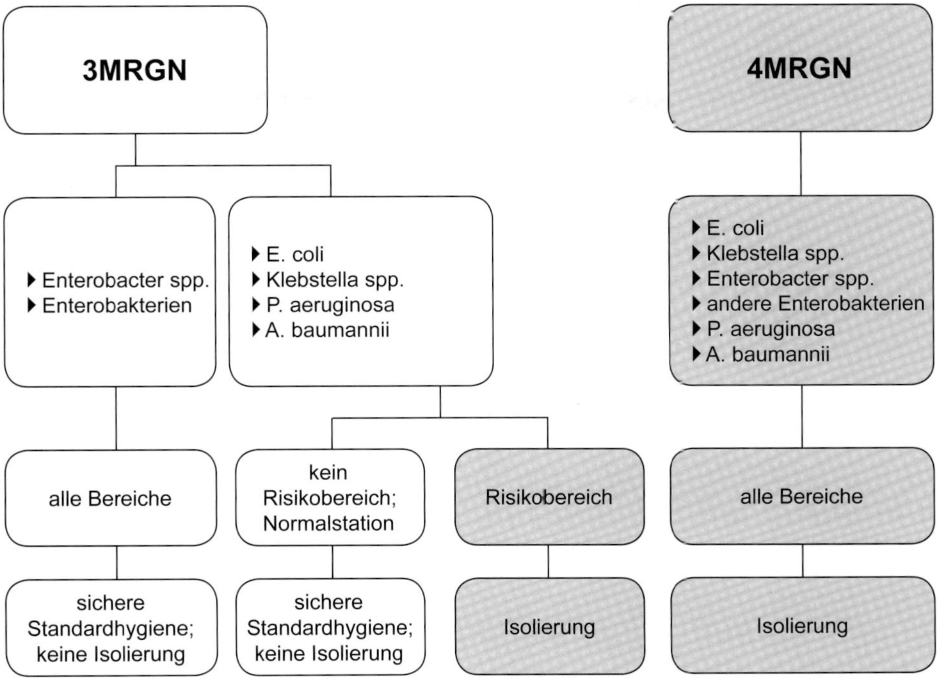

Quelle: www.medilys.de

Multiresistente gramnegative Erreger

Neben resistenten Staphylokokken gibt es weitere, vor allem gramnegative Bakterien, deren Resistenz gegenüber den eingesetzten Antibiotika in den vergangenen zehn Jahren deutlich zugenommen hat: ESBL-bildende Erreger wie *E. coli* und *Klebsiellen, Pseudomonas aeruginosa* oder *Acinetobacter baumannii.* Medilys verfolgt die Empfindlichkeit dieser Bakterien gegenüber Antibiotika seit 2005 und wertet die Ergebnisse regelmäßig sowohl für Intensivstationen als auch für Normalstationen klinikspezifisch aus.

Die Kommission für Krankenhaushygiene und Infektionsprävention am RKI (KRINKO) hat 2012 aufgrund der Zunahme ESBL-bildender gramnegativer Bakterien eine Empfehlung zu Hygienemaßnahmen bei multiresistenten gramnegativen Stäbchen (MRGN) herausgegeben, die in den Asklepios Kliniken zeitnah umgesetzt wurden.

Neben der Anpassung der Diagnostik in der Mikrobiologie sind die Hygienemaßnahmen festgelegt worden. Das Hygienemanagement und die übersichtlichen Grafiken erleichtern den Mitarbeitern in den klinischen Abteilungen die Indikationsstellung für ein Screening, in dem die Risikopatienten aufgeführt sind und geben Antworten zur Frage der Isolierung von Patienten, bei denen gramnegative multiresistente Bakterien nachgewiesen wurden. Für Patienten, Angehörige und weiterbehandelnde Einrichtungen hat Medilys zur Erklärung und Beantwortung der wichtigsten Fragen zu diesem Thema einen Flyer erstellt.

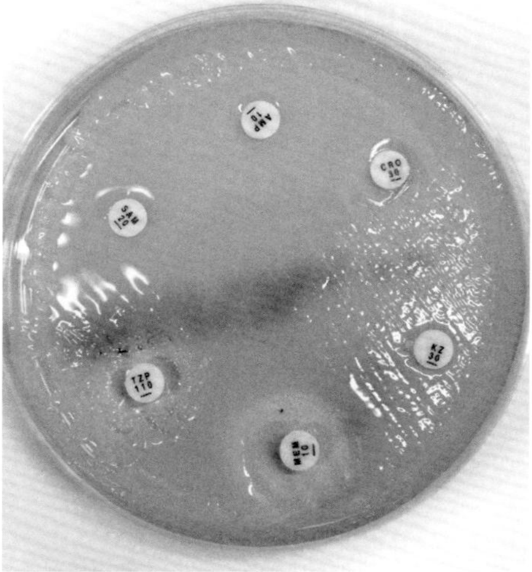

▲ *Multiresistente gramnegative Bakterien MRGN*
Bild: Medilys

Mit der Veränderung der Resistenzsituation eines Erregers erfolgt – wenn nötig – eine Anpassung der Empfehlungen für die kalkulierte Antibiotikatherapie. Neben dem Dialog mit den Klinikern und den Vor-Ort-Visiten der Mikrobiologen und Hygieniker auf den Intensivstationen gibt es in Kooperation mit klinisch tätigen Kollegen, Infektiologen, Apothekern, Mikrobiologen und Hygienikern eine regelmäßig aktualisierte Antibiotikatherapieempfehlung für die häufigsten Infektionen im Klinikalltag. Die dritte Auflage der Antibiotikafibel von Asklepios ist gerade erschienen. Regelmäßig stattfindende Fortbildungen sind ein weiterer wichtiger Beitrag zur Qualifizierung der Ärzte in Fragen der rationalen Antibiotikatherapie.

Gezielter Einsatz von Antibiotika

Der Verbrauch der verschiedenen Antibiotika wird bereits seit fünf Jahren durch die Apotheke der Asklepios Kliniken erfasst. Mit der Änderung des Infektionsschutzgesetzes 2011 ist diese Erfassung für alle Kliniken jetzt verbindlich.

Der ungezielte Einsatz von Antibiotika kann die Entwicklung resistenter Erreger begünstigen. Dabei hat neben dem Einsatz von Antibiotika in der Humanmedizin – im ambulanten und stationären Bereich – die Verwendung in der Tiermast eine sehr große Bedeutung. Der sparsame und gezielte Einsatz von Antibiotika gehört daher zu den wichtigsten Maßnahmen zur Eindämmung der Entstehung von resistenten Bakterien. Hier ist es wichtig, dass auch die Patienten verstehen, nur bakterielle Infektionen sind eine Indikation für die Verordnung von Antibiotika – im günstigsten Fall mit mikrobiologischer Untersuchung und Testung der Antibiotika auf Wirksamkeit vor Verordnung.

Kooperation aller Akteure im Gesundheitswesen notwendig

In Hamburg gibt es eine enge Abstimmung mit der HKG (Hamburgischen Krankenhausgesellschaft) und der Gesundheitsaufsicht, unter anderem zu der Umsetzung von Empfehlungen der Kommission für Krankenhaushygiene und Infektionsprävention (KRINKO) oder auch der Bewertung der gesundheitspolitischen Rahmenbedingungen. Es werden gemeinsame Aktionstage und Fortbildungen zu Themen der Infektionsprävention und rationalen Antibiotikatherapie durchgeführt.

Die Therapie von Patienten, bei denen Problemerreger nachgewiesen werden, ist kein Thema der Kliniken allein. Weiterbehandelnde Ärzte, Angehörige, ambulante und stationäre Pflegeeinrichtungen benötigen detaillierte Informationen über Maßnahmen im Zusammenhang mit diesen Erregern. Zur Infektionsprävention und Eindämmung der Resistenzentwicklung reichen isolierte Maßnahmen in einzelnen Kliniken nicht aus. Einrichtungsübergreifende Information und Kommunikation sind deshalb notwendig.

Die Kooperation aller Akteure im Gesundheitswesen im ambulanten und stationären Bereich sind ein künftiges Arbeitsfeld für die Therapie von Infektionen und die Etablierung von Präventionsstrategien. Dies gilt insbesondere für sogenannte Problemerreger, auch wenn es sich häufig nur um Kolonisationen und (noch) nicht um Infektionen handelt – hier stehen wir erst am Anfang.

Am 18. November jeden Jahres, dem sogenannten „Antibiotic Resistance Awareness Day“, der europaweit das Bewusstsein für die Resistenzentwicklung häufiger Erreger deutlich machen soll, veranstalten alle Asklepios Kliniken in Hamburg einen Aktionstag. Ziel ist aufzuzeigen, wie sich aktuell die Resistenzentwicklung eindämmen lässt, dass die Einhaltung der Hygienemaßnahmen eine enorm große Bedeutung hat, um die Übertragung von Erregern zu vermeiden und dass jeder Einzelne dazu aktiv sein kann – z. B. indem er bei seinem Fleischkonsum den Verzehr von Produkten aus der Massentierhaltung einschränkt.

Für Infektionen mit resistenten Erregern gibt es zum Teil keine wirksamen Antibiotika mehr. Die WHO spricht deshalb von der sogenannten „postantibiotischen Ära“ – einer Zeit, in der Antibiotika nicht mehr wirksam sind.

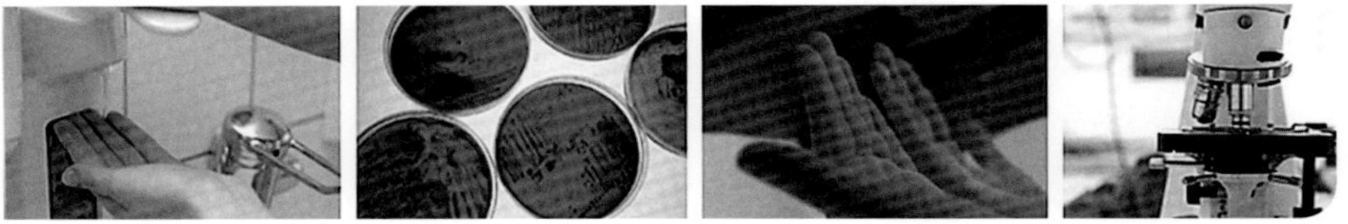

▲

Bilder: Medilys

Dr. med. Susanne Huggett

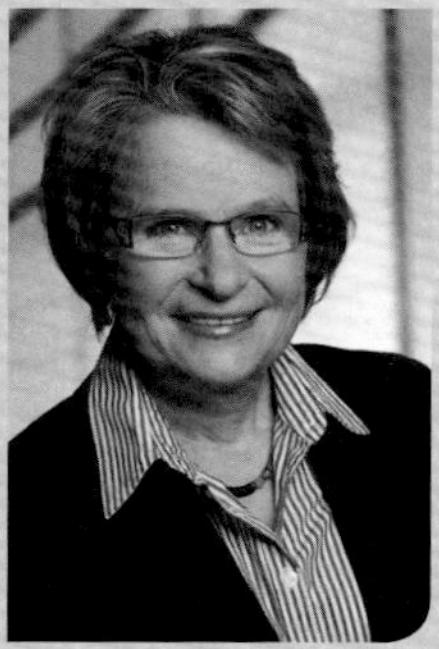

Bild: Huggett

Ärztliche Leiterin der Medilys Laborgesellschaft mbH der Asklepios Kliniken Hamburg GmbH seit 2006 und Leitende Ärztin der Abteilung Krankenhaushygiene seit 2002.

Seit 2011 Mitglied in der Kommission Hygiene der Deutschen Krankenhausgesellschaft (Berlin).

Seit 1989 Tätigkeit als Hygienikerin.

1979–1989 Klinische Tätigkeit in der Inneren Medizin, Pneumologie und Arbeitsmedizin mit Erwerb der Anerkennung als Fachärztin für Lungen- und Bronchialheilkunde, Allergologie und Arbeitsmedizin.

Mitgliedschaft in den Fachgesellschaften DGHM, DGKH, PEG und DGP.

Die Infektionsprävention steht im Vordergrund der klinischen Tätigkeit von Susanne Huggett in der Krankenhaushygiene. Mit der Zunahme resistenter Erreger etablierte sie bereits 2004 das erste Epidemiologische Netzwerk MRSA in Deutschland und setzt mittlerweile den Fokus auf die Bemühungen, der Resistenzentwicklung entgegenzuwirken. Die interdisziplinäre Zusammenarbeit von Klinikern, Mikrobiologen, Kollegen in Behörden und der Hygiene ist ihr dabei besonders wichtig.

Sie erstellte 1995 Antibiotika-Therapieempfehlungen für die klinischen Abteilungen, die sie im Team mit Kollegen interdisziplinär regelmäßig weiterentwickelt.

Ihre Arbeitsschwerpunkte stellt sie im Rahmen ihrer Vortragstätigkeit national und international vor. Sie hat 2014 den ersten deutschen Kongress für praktische Krankenhaushygiene in Hamburg geleitet und den Asklepios Hygienekongress 2016 in Hamburg vorbereitet.

s.huggett@asklepios.com

Asklepios Kliniken

Die Asklepios Kliniken in Hamburg sind führend in der Bekämpfung von gefährlichen, multiresistenten Bakterien: Das epidemiologische Netzwerk zur Erfassung von MRSA ist das erste in Deutschland überhaupt und feierte 2013 zehnjähriges Jubiläum. Schulungsmaßnahmen und Informationsveranstaltungen für Mitarbeiter, Patienten und Angehörige tragen ganz wesentlich zur Patientensicherheit bei. Aktuelle Standards für Hygienemaßnahmen werden in den Hamburger Asklepios Kliniken kurz nach der Veröffentlichung durch die Kommission für Krankenhaushygiene und Infektionsprävention (KRINKO) umgesetzt.

Darüber hinaus erfolgt in den Asklepios Kliniken eine Erfassung des Antibiotika-Verbrauchs, ein wichtiger Beitrag zur Eindämmung der Resistenzentwicklung.

MEDILYS

Medilys ist das Großlabor der Asklepios Kliniken mit Hauptsitz in Hamburg. Neben der umfangreichen Laborspezialdiagnostik ist Medilys das Kompetenzzentrum Hygiene nicht nur für Asklepios Kliniken, sondern auch Praxen und weitere medizinische Einrichtungen.

www.asklepios.com
www.medilys.de

Den öffentlichen Gesundheitsdienst und die Forschung stärken

Reinhard Burger und Susanne Glasmacher

Ein modernes, gut ausgestattetes Gesundheitssystem ist Voraussetzung für eine funktionierende Gesellschaft. Gesundheitsgefahren, die von neuen und altbekannten Bakterien und Viren ausgehen, können nur erkannt und wirksam bekämpft werden, wenn der öffentliche Gesundheitsdienst und die Forschung gut ausgestattet sind. In Deutschland ist das Robert Koch-Institut die zentrale Einrichtung des Bundes im Bereich der öffentlichen Gesundheit zur Erkennung, Verhütung sowie Bekämpfung von Krankheiten und das nationale Public Health-Institut.

Mit dem Aufkommen von Antibiotika und Schutzimpfungen nach dem Zweiten Weltkrieg schienen Infektionskrankheit passé, aber wir wissen längst, dass das ein Irrtum war. In den vergangenen Jahrzehnten ist praktisch jedes Jahr ein neuer Krankheitserreger identifiziert worden. Bekannte Beispiele sind Ebola (1977), Borrelia burgdorferi (1982), HIV (1983), Prionproteine (1996), das aviäre Influenzavirus H5N1 (1997), SARS-Coronavirus (2003), das Schweinegrippevirus Influenza A/H1N1 (2009) oder EHEC O104 (2011).

Das Auftreten neuer Erreger weckt häufig großes Medieninteresse, zumeist handelt es sich aber um kurzfristige Aufmerksamkeit, die das Bewusstsein für die medizinische, soziale und ökonomische Bedeutung von Infektionen in Öffentlichkeit und Politik nicht nachhaltig schärfen. Die große Relevanz der Infektionskrankheiten ist daher eher in Fachkreisen bekannt (und selbst dort nicht immer, wenn man etwa die vergleichsweise niedrigen Influenza-Impfquoten bei Medizinpersonal sieht).

Wo kommen solche neuen Erreger her? Warum können sich Infektionen oft so schnell ausbreiten? Was wird getan, um den Schutz der Bevölkerung zu verbessern? Was ist mit den altbekannten Bakterien und Viren? Welche Infektionskrankheiten stehen auf der Agenda des Robert Koch-Instituts, dem nationalen Public Health-Institut in Deutschland?

Neue Krankheitserreger und ihre Folgen für die Gesundheitssysteme: SARS und Ebola

Neue Krankheitserreger kommen häufig aus dem Tierreich. Ein Beispiel für eine solche Zooanthroponose oder kurz Zoonose ist SARS, der erste Erreger, der im neuen Jahrtausend das Potenzial für eine Pandemie hatte. Wahrscheinlich entstammte das Virus Wildtieren, die in Südostasien auf Märkten zum Verzehr verkauft wurden. Die Erfahrungen mit SARS im Jahre 2003 zeigten, dass die Ausbreitung auch solcher

Infektionskrankheiten zu stoppen ist, deren Erreger zunächst unbekannt sind und gegen die es keine Impfstoffe und keine Therapiemöglichkeiten gibt. Letztlich reichten bei SARS trotz rascher weltweiter Verbreitung die klassischen Infektionsschutzmaßnahmen aus, das heißt die Isolation von Erkrankten, das Nachverfolgen von Kontakten und die Quarantäne von Erkrankungsverdächtigen. Dafür braucht es öffentliche Gesundheitssysteme mit guter Infrastruktur, bereitstehenden Maßnahmenkatalogen und rasch verfügbaren Informationsangeboten. Die Welt hatte Glück, dass SARS nicht den Weg nach Afrika gefunden hat.

Zu den Zoonosen zählt auch Ebolafieber. Als Reservoir der Ebolaviren werden Flughunde vermutet. Auch Wildtiere können sich mit Ebolaviren infizieren und sterben, vor allem Menschenaffen und Ducker (kleine, im Wald lebende Antilopen). Am Beginn eines Ausbruchs steht in der Regel der Kontakt zu infizierten Tieren durch Jagd, Verzehr oder Zubereitung von „Bushmeat". Der Ebola-Ausbruch in Afrika, der offenbar Ende 2013 in Guinea in Westafrika begonnen hat, hat 2014 und 2015 ein beispielloses Ausmaß angenommen und zeigt exemplarisch die Folgen schwacher Gesundheitssysteme und die indirekten Folgen auch für Industriestaaten mit ihren guten Gesundheitssystemen. Dabei ist Ebola eine Erkrankung, die sich leicht begrenzen ließe, wie bei SARS durch konsequente Isolation und Kontaktverfolgung. Zudem sind Ebolafieber-Patienten erst bei Auftreten von Krankheitssymptomen ansteckend. Eine Übertragung von Mensch zu Mensch ist durch den direkten Kontakt oder über Blut oder andere Körperflüssigkeiten Erkrankter oder Verstorbener möglich. Für eine Übertragung durch die Luft im Sinne einer Aerosolübertragung, wie sie bei SARS-Viren auftritt, gibt es bei Ebolaviren keine Hinweise.

Der Ausbruch in Westafrika ist der mit Abstand bisher größte Ebolafieber-Ausbruch der Geschichte. Anders als bei früheren Ebolafieber-Ausbrüchen sind in Westafrika erstmals Fälle in größeren Städten und in Städten mit Flughafen aufgetreten. Zudem gab es zum ersten Mal Erkrankungen in vielen oder allen Provinzen eines betroffenen Landes, zuvor waren die Ausbrüche in abgelegenen und dünn besiedelten Regionen aufgetreten. In Westafrika ist dagegen die Bevölkerungsdichte hoch, die Bevölkerung ist vergleichsweise mobil. In der Region gab es vorher kein Ebolafieber, sodass Medizinpersonal, Bevölkerung und Politik keine Erfahrung mit der Bekämpfung dieses Virus hatten. Die vielfach bei Ebola-Ausbrüchen bewährten Maßnahmen wie Isolation der Erkrankten und die Verfolgung von Kontakten sind offenbar vor allem in der Anfangsphase nicht ausreichend akzeptiert worden. In einigen Regionen haben auch Bestattungsriten, bei denen der Leichnam berührt wird, maßgeblich zur Verbreitung beigetragen. Die internationale Gemeinschaft hat die Warnungen der Hilfsorganisation „Ärzte ohne Grenzen" lange nicht ernst genommen, obwohl die 1999 mit dem Friedensnobelpreis ausgezeichnete Organisation seit Jahrzehnten Erfahrung mit Ebola-Ausbrüchen hat.

UN Mission for Ebola Emergency Response

Die Weltgesundheitsorganisation (WHO) hat im August 2014 eine „Gesundheitliche Notlage mit internationaler Tragweite" (Public Health Emergency of International Concern, PHEIC) festgestellt. Die WHO hat dabei für die betroffenen und die angrenzenden Staaten eine Reihe von Empfehlungen zur Eindämmung und Kontrolle des Ausbruchsgeschehens ausgesprochen. Für Deutschland hatte die Einstufung keine direkte Folge. Die WHO-Empfehlungen für nicht betroffene und nicht an Westafrika angrenzende Staaten, zum Beispiel das Vorhalten von Diagnoseverfahren für Ebola-Erkrankungen, waren bereits erfüllt. Im September 2014 befasste sich der UN-Sicherheitsrat mit Ebola. UN-Generalsekretär Ban Ki-moon kündigte eine Krisenmission an, die „UN Mission for Ebola Emergency Response UNMEER". Zum ersten Mal gab es damit eine UN-Mission im Gesundheitsbereich.

Durch die massive Verbreitung von Ebola in Westafrika kam es erstmals zum Export einer Erkrankung außerhalb von Afrika. Im September 2014 wurde in den USA bei einem Patienten aus Liberia erstmals Ebolafieber außerhalb Afrikas festgestellt. Dieser Patient war in die USA gereist und entwickelte mehrere Tage nach seiner Einreise in Dallas Symptome. Es ist offen, ob dem Patienten sein aus Liberia mitgebrachtes Infektionsrisiko bewusst war. In jedem Fall ist seine Einreise ein Hinweis, dass Kontrollen bei Einreisenden, das sogenannte „Entry-Screening", fragwürdig sind. Wichtiger ist ein funktionierendes Exit-Screening an den Flughäfen betroffener Länder (ECDC: Entry and exit screening measures, 12.10.2014). In Dallas, das offenbar keine Erfahrung mit der Behandlung solcher Patienten hatte, infizierten sich zwei Mitarbeiterinnen des Krankenhauses bei der Pflege des Patienten. Auch in der Millionenstadt New York wurde ein Arzt nach Rückreise aus Guinea positiv auf Ebolafieber getestet. Als er nach einigen Tagen Fieber bekam, meldete er sich direkt bei den Gesundheitsbehörden, die ihn sofort in eine Spezialklinik brachten. Er hatte sich an die Empfehlungen der Hilfsorganisation gehalten, nach Rückkehr regelmäßig Fieber zu messen und sich bei Auffälligkeiten sofort an die Gesundheitsbehörden zu wenden.

Zentrale Überwachung und Forschung in Deutschland durch das Robert Koch-Institut

Eine solche Empfehlung für Medizinpersonal, das von Ebola-Hilfseinsätzen aus Afrika zurückkommt, gibt es auch für Deutschland. Erarbeitet hat sie das Robert Koch-Institut in Abstimmung mit den Bundesländern, mit Bundesressorts, mit Ärzte ohne Grenzen, dem Deutschen Roten Kreuz, dem Technischen Hilfswerk sowie dem Ständigen Arbeitskreis der Behandlungs- und Kompetenzzentren für hochkontagiöse Erkrankungen (STAKOB). Die Empfehlung ist als Orientierungshilfe für die jeweils zuständige örtliche Gesundheitsbehörde gedacht, die gemäß Infektionsschutzgesetz nach Abwägung der

Gefahrenlage im Einzelfall konkrete Maßnahmen trifft. Der Einsatz der deutschen Hilfskräfte vor Ort dient der Krisenbewältigung im Ausbruchsgebiet und damit auch der Sicherheit der Bevölkerung in Deutschland. Daher hat das Robert Koch-Institut bei der Veröffentlichung der Empfehlung nachdrücklich darauf hingewiesen, rückkehrenden Hilfskräften zu danken und sie nicht zu meiden oder zu stigmatisieren.

Auf das Auftreten von Ebolafieber oder vergleichbaren Erkrankungen ist Deutschland gut vorbereitet. Das Robert Koch-Institut hat von Beginn an das Ebola-Geschehen aufmerksam begleitet und gemeinsam mit Bundesländern und Fachkreisen Empfehlungen und Informationen erstellt. In einem Rahmenkonzept wurden zwischenzeitlich die vorhandenen Informationen, Empfehlungen und Regelungen zum seuchenhygienischen und klinischen Management von Erkrankungen an Ebolafieber in Deutschland zusammengefasst und in den Kontext des aktuellen Ausbruchsgeschehens in Westafrika gesetzt. Es geht insbesondere ein auf Diagnostik, Behandlung, Umgang mit Kontaktpersonen, persönliche Schutzausrüstung, Desinfektion, Abfallbeseitigung und Umgang mit Abwasser. Das Rahmenkonzept richtet sich primär an den öffentlichen Gesundheitsdienst in Deutschland sowie an medizinisches Fachpersonal in der klinischen, ambulanten und rettungsdienstlichen Versorgung. Das Konzept ist auf den Ebolafieber-Seiten des Robert Koch-Instituts (www.rki.de/ebola) leicht zugänglich.

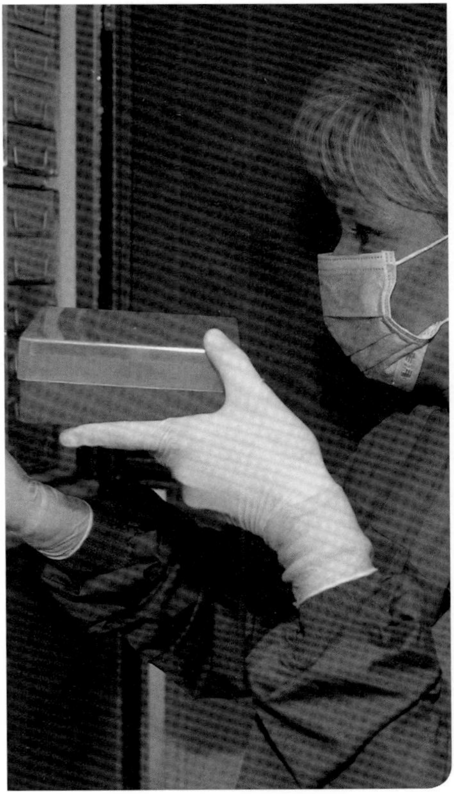

▲ *MTA am Tiefkühlschrank*
Bild: Fotoabteilung/RKI

Eine rasche und verlässliche Diagnostik ist die wesentliche Voraussetzung zur Klärung von (begründeten) Verdachtsfällen und zur Entscheidung für oder gegen Isolation und Kontakte-Nachverfolgung. Für die Diagnostik sind das Bernhard-Nocht-Institut für Tropenmedizin in Hamburg als Nationales Referenzzentrum für tropische Infektionserreger und das Institut für Virologie der Universität Marburg als Konsiliarlabor für Filoviren erste Ansprechpartner. Die STAKOB, das Netzwerk von Kompetenz-

und Behandlungszentren, ist auf den Umgang mit hochkontagiösen, lebensbedrohlichen Infektionskrankheiten spezialisiert, ihre Geschäftsstelle ist beim Robert Koch-Institut angesiedelt. Für die Beratung in speziellen infektionsepidemiologischen Fragestellungen hat das Robert Koch-Institut für die Fachöffentlichkeit, insbesondere für Gesundheitsämter, seit vielen Jahren eine Rufbereitschaft, die rund um die Uhr über die Telefonzentrale erreichbar ist.

Das Risiko, dass Reisende Ebolafieber aus den von der Epidemie betroffenen Staaten nach Deutschland mitbringen, ist gegenwärtig gering, es lässt sich aber nicht ausschließen. Von 100 Flugreisenden aus Westafrika hat nur etwa eine Person Deutschland als Ziel. Zur raschen Abschätzung des Ebola-Importrisikos durch den internationalen Flugverkehr hat eine von Dirk Brockmann geleitete Projektgruppe im RKI ein rechnergestütztes, interaktives Analyse- und Vorhersagetool entwickelt und im Internet veröffentlicht (www.rki.de/p4). Eine detaillierte Beschreibung des von Brockmann entwickelten zugrunde liegenden mathematischen Modells war zuvor in Science erschienen („The hidden geometry of complex, network-driven contagion phenomena", Science 13.12.2013).

In dem Modell sind geografische Entfernungen durch effektive Entfernungen ersetzt. Vereinfacht gesagt, sind sich zwei Orte nahe, wenn sie durch ein hohes Reiseaufkommen verbunden sind. Ausgehend von einem Referenz-Ort (bei Ebola zum Beispiel Conakry in Guinea, Freetown in Sierra Leone oder Monrovia in Liberia) werden alle potenziellen Routen berechnet, die ein Passagier reisen kann, daraus wird die Wahrscheinlichkeit eines Imports in einen von mehreren tausend möglichen Zielorten errechnet. Das Tool kann auch auf die Ausbreitung anderer Erreger angewendet werden.

Der PHEIC wurde am 29. März 2016 von der WHO aufgehoben. Der Ebola-Ausbruch in Westafrika zeigt eindrücklich, dass die internationale Gemeinschaft zukünftig mehr Augenmerk auf die Stärkung der Gesundheitssysteme vor Ort legen muss, aus humanitären Gründen und aus wirtschaftlichen Gründen. Ein so großer Ausbruch einer ansteckenden Krankheit belastet nicht nur die betroffenen Länder, sondern hat Auswirkungen nicht nur auf ganz Afrika, sondern auch weit entfernte Länder, die über Flugverbindungen eben doch nicht so weit entfernt sind. Das Management einer eingeschleppten Erkrankung ist teuer, auch die Vorbereitung darauf kostet Geld und Personal. Auch deswegen, nicht nur aus humanitären Gründen, muss die Weltgemeinschaft bei einem so großen Krankheitsausbruch mit aller Kraft vor Ort bei der Bekämpfung helfen.

Priorisierung von Infektionserregern

Ebolafieber ist bei einem so dramatischen Ausbruch ein wichtiges Thema auch im Öffentlichen Gesundheitsdienst in Deutschland. Deutschland profitiert von den auch im internationalen Vergleich hervorragenden Strukturen zur Versorgung hochansteckender Patienten. Das STAKOB-Netzwerk hat sich schon beim SARS-Ausbruch sowie bei einzelnen Fällen hochpathogener Tropenkrankheiten oder Verdachtsfällen bewährt. Auch einzelne Ebolapatienten wurden während des jetzigen Ausbruchs in Westafrika in den spezialisierten Behandlungszentren der STAKOB gepflegt.

Aber an welchen Kriterien kann sich der Öffentliche Gesundheitsdienst außerhalb von großen Ausbruchsgeschehen orientieren, um seine Kapazitäten effektiv einzusetzen? Welche Erreger sind wichtig? Wie groß ist die Public Health-Relevanz einer Krankheit? Wo sollten Präventionsmaßnahmen verstärkt werden?

Das Robert Koch-Institut hat im Jahr 2011 über 120 Infektionserreger nach ihrer Bedeutung für die epidemiologische Forschung und Überwachung priorisiert. Ziel war, Erreger in Deutschland nach Wichtigkeit zu klassifizieren, in nachvollziehbarer Weise, nach definierten Kriterien (Krause und Kollegen, PloS ONE 10/2011, Epidemiologisches Bulletin 44/2011). Es war auch im internationalen Vergleich die erste Priorisierung dieser Art mit einer derart systematischen und transparenten Evidenzbasis. Zunächst wurden eine Liste mit 127 in Deutschland vorkommenden Krankheitserregern erstellt und zehn Bewertungskriterien entwickelt, darunter Sterblichkeit, Häufigkeit, Krankheitslast und Therapiemöglichkeit. Die Kriterien wurden nach ihrer Bedeutung für die Surveillance und die epidemiologische Forschung gewichtet (Werte von 0 bis 10). Bei jedem Krankheitserreger wurden die zehn Kriterien bewertet (mit +1, 0 oder -1) und mit dem Gewichtungsfaktor multipliziert, aus der Summe ergab sich die Gesamtwertung für einen Erreger. Die Rangfolge wurde in vier Wertebereiche gruppiert (höchste, hohe, mittlere und niedrige Priorität). An dem mehrstufigen (Delphi-)Verfahren nahmen neben den RKI-Wissenschaftlern mehr als 70 Experten aus wissenschaftlichen Fachgesellschaften, Referenzlaboratorien und dem Öffentlichen Gesundheitsdienst teil.

Die Gruppe mit der höchsten Priorität (76 bis 100 Punkte) umfasst 26 Erreger. Darunter sind solche, die seit Jahren bereits einen großen Raum im Öffentlichen Gesundheitsdienst und im Infektionsschutz einnehmen, darunter HIV, Influenza, EHEC, Masern oder Tuberkulose. In der höchsten Gruppe finden sich auch Erreger, die häufig im Krankenhaus übertragen werden oder aufgrund von Resistenzen mit Antibiotika schwer zu behandeln sind, etwa Klebsiella oder Staphylococcus aureus (einschließlich der multiresistenten S. aureus, MRSA). Während im vergangenen Jahrzehnt vor allem grampositive Infektionserreger wie MRSA im Mittelpunkt der Aufmerksamkeit standen, rückte in den letzten Jahren das zunehmende Auftreten von gramnegativen multiresistenten Infektionserregern, die neben anderen Antibiotikagruppen auch gegen alle ß-Laktam-Antibiotika resistent sind, mehr und mehr in den Fokus.

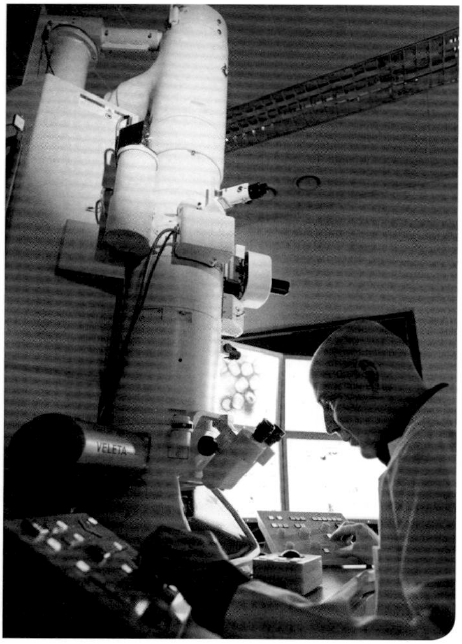

▲ *Elektronenmikroskop*
Bild: RKI

Bei der Bekämpfung von Antibiotikaresistenzen vor Ort spielen regionale MRE-Netzwerke (MRE steht für multiresistente Erreger) eine wichtige Rolle. Auch in diesen Netzwerken stehen die gramnegativen multiresistenten Infektionserreger, die neben anderen Antibiotikagruppen auch gegen alle ß-Laktam-Antibiotika resistent sind, mehr und mehr im Fokus. Genaue und kontinuierlich erhobene Daten zur Verbreitung von Antibiotikaresistenzen sind wichtige Voraussetzung für die gezielte Anwendung von Antibiotika. Mit der Antibiotikaresistenz-Surveillance (ARS) hat das RKI die Infrastruktur für eine flächendeckende Surveillance der Antibiotikaresistenz etabliert. Damit sollen belastbare Daten zur Epidemiologie der Antibiotikaresistenz in Deutschland bereitgestellt sowie Aussagen nach Strukturmerkmalen der Krankenversorgung und Regionen möglich werden.

Deutsche Antiobiotika-Resistenzstrategie DART 2020

Netzwerkgedanke und Surveillance sind wichtige Punkte in der Deutschen Antibiotika-Resistenzstrategie DART. DART 2020 wurde durch das Bundesministerium für Gesundheit, das Bundesministerium für Ernährung und Landwirtschaft und das Bundesministerium für Bildung und Forschung entwickelt. Auch die Bundesländer, die für den Vollzug des Infektionsschutzgesetzes zuständig sind, und weitere Verantwortliche im Gesundheitswesen waren beteiligt. DART wird kontinuierlich weiterentwickelt. Im Mai 2015 wurde die neue Deutsche Antibiotika-Resistenzstrategie DART 2020 veröffentlicht. Im Zwischenbericht zur DART 2020 heißt es: „Die DART 2020 und die darin enthaltenen Maßnahmen sind von einem stringenten ‚One-Health'-Ansatz geprägt. Die Resistenzproblematik und die speziellen Probleme im human- und veterinärmedizinischen Bereich werden als Gesamtheit betrachtet und angegangen. Die verschiedenen Akteure und ihre unterschiedliche Expertise werden dazu miteinander verbunden und der Mehrwert, der sich aus dieser Zusammenarbeit ergibt, genutzt."

Mit DART werden Maßnahmen beschrieben, die den Hauptursachen der Resistenzentwicklung systematisch entgegenwirken sollen. Diese Initiative hat vieles bewegt. „Zahlreiche Gesetzesänderungen, etwa die Änderung des Infektionsschutzgesetzes 2011 und des Arzneimittelgesetzes 2013, haben es ermöglicht, Strategien umzusetzen und Instrumente auszubauen. Die Zusammenarbeit unterschiedlicher Gruppen und Institutionen, die jeweils ihre Verantwortung erkannt und ihren Beitrag geleistet haben, sowie ein intensiver Austausch haben das Problembewusstsein in allen Gesundheitsberufen, bei politisch Verantwortlichen und in der Bevölkerung geschärft." (DART 2020)

Auch Erreger, die in der Öffentlichkeit bislang eher weniger wahrgenommen wurden, wie Campylobacter, Helicobacter pylori oder das Respiratorische Synzytial Virus (RSV) erhielten in der Priorisierungsarbeit des RKI die höchste Priorität.

Aber auch die Gruppe der Erreger mit hoher Priorität (51 bis 75 Punkte) verdient Beachtung. Neben den Erregern der viralen hämorrhagischen Fieber wie Ebola-, Marburg- oder Chikungunyavirus ist dort zum Beispiel auch eine Krankheit zu finden, die in Deutschland und Europa seit vielen Jahren gar nicht mehr vorkommt: Poliomyelitis.

Meilensteine in der Geschichte der Weltgesundheit: Bekämpfung von Polio, Masern und Röteln

Polio verläuft in den meisten Fällen asymptomatisch. 4 bis 8 % der Infizierten klagen über kurzzeitige unspezifische Symptome wie Gastroenteritis, Fieber, Übelkeit, Halsschmerzen, Myalgien und Kopfschmerzen. Infiziert das Poliovirus Zellen des Zentralen Nervensystems, kommt es zu einer nichtparalytischen Poliomyelitis (aseptische Meningitis) oder einer paralytischen Poliomyelitis mit Lähmungen.

Polio gehört wie Pocken zu den Erkrankungen, die ausgerottet werden können – und müssen! Um längere Zeit zirkulieren zu können, müssen Polioviren in einer ununterbrochenen Übertragungskette von infizierten Menschen an empfängliche Personen weitergegeben werden. Wenn der Impfschutz in der Bevölkerung hoch ist, wird diese Ansteckungskette unterbrochen.

Nach vielen Anstrengungen, die Impfquoten in den von Polio noch betroffenen Ländern zu erhöhen, gab es 2015 weniger Neuerkrankungen als je zuvor. Im Jahr 2015 war Polio nur noch in zwei Ländern dieser Erde endemisch: Pakistan und Afghanistan (www.polioeradication.org). Die einmalige Gelegenheit, das Thema Polio endgültig zu beenden, rückt immer näher. Die Ausrottung von Polio wäre ein Meilenstein in der Geschichte der Weltgesundheit und würde zeigen, dass man mit internationaler Zusammenarbeit eine erhebliche Gefahr für die öffentliche Gesundheit meistern kann.

Das Beispiel Indien zeigt, dass Polio selbst unter schwierigsten Bedingungen besiegt werden kann. Indien – einst das Land mit den höchsten Erkrankungszahlen – konnte die Übertragung von Poliowildviren im Jahr 2011 vollständig unterbinden und ist seitdem poliofrei. Damit konnte im März 2014 die

WHO-Region Südostasien – nach Amerika (1994), Westpazifik (2000) und Europa (2002) – als vierte von sechs Regionen von der WHO als poliofrei erklärt werden.

Nun konzentrieren sich die Anstrengungen auf die Endemieländer Afghanistan und Pakistan, von denen aus es immer wieder zu Einschleppungen von Poliowildviren (WPV) in bereits poliofreie Gebiete kommen könnte. Ein Beispiel ist der dramatische Polioausbruch in Tadschikistan mit Weiterverbreitung unter anderem nach Moskau im Jahr 2010. Im Jahr 2013 zum Beispiel gingen 60 % der Poliofälle weltweit auf Importe von WPV in bereits poliofreie Länder zurück (Epid Bull 43/2014).

Im Jahr 2015 gab es Wildpolio-Nachweise nur noch in den beiden Endemieländern. Dennoch besteht ein hohes Risiko für erneute Polioausbrüche in weiteren Staaten, die durch Konflikte geschwächt und in denen Impfprogramme beeinträchtigt sind. Die WHO hat angesichts der internationalen Ausbreitung der Poliomyelitis im Mai 2014 eine „Gesundheitliche Notlage von internationaler Tragweite" gemäß den Bestimmungen der Internationalen Gesundheitsvorschriften ausgerufen. Eine solche Notlage hat die WHO nach der Pandemischen Influenza 2009 erst zum zweiten Mal ausgerufen (die dritte Deklaration einer solchen Notlage betraf den Ebola-Ausbruch in Westafrika).

Im neuen Strategieplan zur Polio-Eradikation (Polio Eradication and Endgame Strategic Plan 2013–2018, www.polioeradication.org/Resourcelibrary/Strategyandwork.aspx) betont die Globale Polioeradikationsinitiative, dass eine Reihe von Ländern in Afrika und Asien ein hohes Risiko für Wildpolio-Ausbrüche und das erneute Auftreten bzw. Zirkulieren von Impfpolioviren haben. Besonders schwierig ist die Situation in Pakistan, wo die meisten der 2014 und 2015 registrierten Fälle aufgetreten sind. Die Fälle konzentrieren sich auf Regionen, die von lokalen Stammesführern kontrolliert werden, die die Impfungen aus ideologischen oder religiösen Gründen ablehnen. Angriffe auf Impfteams mit Todesopfern gefährden dort die mühsam errungenen Fortschritte.

In Syrien haben Impfkampagnen im Land und den Nachbarstaaten den 2013 begonnenen Polioausbruch beenden können, der letzte Fall trat im Januar 2014 auf. Aber die Situation in Syrien bleibt schwierig. Mit Beginn des Bürgerkrieges 2010 waren die Durchimpfungsraten deutlich gesunken. Daher hatte das RKI im Oktober 2013 eine Stuhluntersuchung von (asymptomatischen) syrischen Kindern unter drei Jahren empfohlen, zusätzlich zu der regulär für alle Asylbewerber empfohlenen Polioimpfung. Bis Ende April 2014 wurden mehr als 600 Stuhlproben untersucht. Poliowildviren wurden nicht nachgewiesen.

Die Überwachung der Poliofreiheit in Deutschland wurde 2010 beim Robert Koch-Institut gebündelt. Hier befinden sich die Geschäftsstellen der Nationalen Kommission für die Polioeradikation und der Ständigen Impfkommission (STIKO) sowie das Nationale Referenzzentrum für Poliomyelitis und Enteroviren mit seinem Labor. Die Nationale Poliokommission hat die Aufgabe, das RKI bei den erforderlichen Maßnahmen zur Aufrechterhaltung der Poliofreiheit in Europa zu unterstützen bis zur Erreichung einer weltweiten Poliofreiheit. Sie nimmt die Aufgabe der nationalen Zertifizierungskommission auf der Grundlage der jeweiligen Empfehlungen der Globalen Zertifizierungskommission der WHO wahr.

Die bei Schuleingangsuntersuchungen erhobenen Polio-Impfquoten sind ausreichend und lagen bei der jüngsten Schuleingangsuntersuchung bei 95 % (Epid Bull 16/2016). Seroprävalenzstudien im Rahmen der vom RKI durchgeführten Gesundheitssurveys bei Kindern und Erwachsenen in Deutschland belegen eine sehr gute Populationsimmunität gegen Polioviren in allen Altersgruppen. Damit ist die Zirkulation von Polioviren in Deutschland gegenwärtig unwahrscheinlich. Um die positive Situation aufrechtzuerhalten, müssen die Impfempfehlungen der STIKO weiterhin konsequent umgesetzt werden.

Die Elimininationsbemühungen bei Masern – ein weiteres wichtiges gesundheitspolitisches Ziel in Deutschland – stagnieren dagegen seit Jahren. Zu den immer wieder auftretenden Masernausbrüchen tragen Impflücken bei Jugendlichen und jungen Erwachsenen maßgeblich bei. Daher empfiehlt die Ständige Impfkommission seit 2010 die Masernimpfung für alle nach 1970 geborenen Erwachsenen, wenn sie nicht oder nur einmal geimpft sind oder der Impfstatus unklar ist. Fast drei Viertel der Erkrankungen trat bei Patienten im Alter von zehn Jahren oder älter auf. Fast jeder zweite Erkrankte über 20 musste im Krankenhaus behandelt werden (Infektionsepidemiologisches Jahrbuch für 2013).

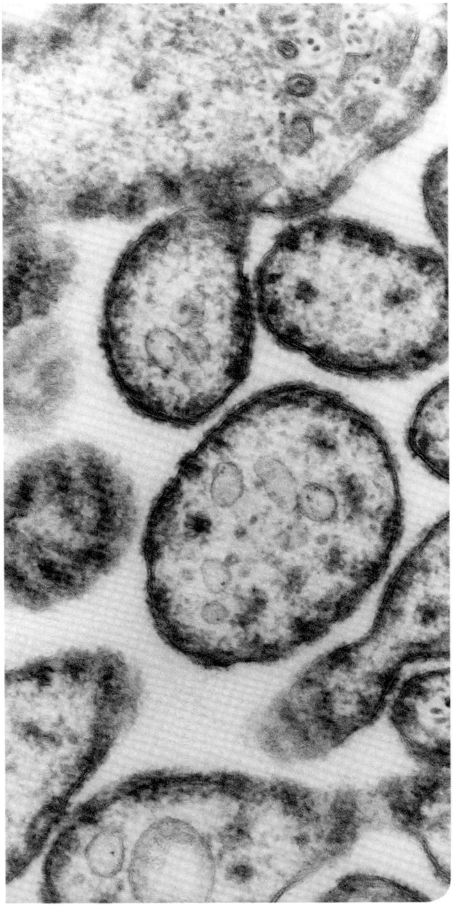

▲ *Masernvirus in Vero-Zellen*

Bild: Hans R. Gelderblom/RKI

Bei den Schulanfängern liegt die Impfquote für die erste Masernimpfung bundesweit bei 96,8 %. Dass diese Impfquote in allen Bundesländern bei oder über 95 % liegt, zeigt, dass sich die allermeisten Eltern für die Impfung entscheiden (auch wenn die Impfquote eine gewisse Überschätzung darstellt, da sie sich auf die vorgelegten Impfausweise bezieht). Aber bei der entscheidenden zweiten Masernimpfung wird die Quote von 95 % bislang nur in Mecklenburg-Vorpommern und Brandenburg erreicht. Eine Impfquote von 95 % für beide Impfungen ist aber erforderlich, damit die Geimpften sicher geschützt sind und sich ein eingeschlepptes Masernvirus nicht verbreiten kann.

Diese Quote ist auch ein Zielwert der Weltgesundheitsorganisation (WHO) im Rahmen der angestrebten Elimination der Masern und der Röteln. Das Bundesministerium für Gesundheit hat Ende 2012 erstmals eine Nationale Verifizierungskommission Masern/Röteln berufen, deren Geschäftsstelle im RKI angesiedelt ist. Die Kommission stellt Daten zur Masern- und Röteln-Epidemiologie sowie zur Immunität in der Bevölkerung zusammen und bewertet sie im Hinblick auf das Erreichen der Eliminationsziele. Neben den Meldedaten liefern die Untersuchungen des Nationalen Referenzzentrums, das am RKI angesiedelt ist, wichtige Informationen, um zum Beispiel Infektionsketten aufzuklären. Ein eindrückliches Beispiel auch für die Gefahr, die zu niedrige Impfquoten für andere darstellen, ist ein Masernausbruch in Hamburg 2009. Von dort führte eine Infektkette nach Bulgarien, wo mehr als 14.000 Personen an Masern erkrankten und 18 Patienten starben. Aus diesem Geschehen wurden dann auch Fälle in andere europäische Staaten und auch zurück nach Deutschland „exportiert". Diese molekulare Surveillance wird im Infektionsschutz immer wichtiger.

Stärkung des öffentlichen Gesundheitsdienstes und der Forschung zum Schutz der Bevölkerung

Es ist letztlich fast immer das Handeln des Menschen, das Infektionsrisiken schafft oder erhöht. Dazu gehören zu geringe Impfquoten wie bei Masern genauso wie fehlende Impfstoffe aufgrund zu geringer Forschungsausgaben, etwa bei Ebola. Veränderungen in der Umwelt können die Verbreitung von Moskitos als Überträger von Krankheitserregern wie Denguefieber oder Chikungunya befördern. Enge Kontakte zwischen Wildtieren und Mensch wie bei Ebola oder SARS erleichtern Erregern die Überwindung der Artengrenze. Auf eine auf maximalen Profit getrimmte Tierhaltung gehen BSE oder bestimmten Antibiotikaresistenzen zurück. In Staaten ohne strenge Regelungen und ohne Gremien wie den Arbeitskreis Blut in Deutschland spielt auch die Übertragung durch Blut oder Blutprodukte eine Rolle. Fehlt der Zugang zu sauberem Trinkwasser, verbreiten sich oral übertragene Krankheitserreger wie Polio oder Colibakterien leicht. Mangelnde Händedesinfektion oder andere Hygienefehler befördern die Verbreitung nosokomialer Infektionen, etwa bei MRSA. Ein schwaches Gesundheitssystem kann eine Bevölkerung nicht schützen.

Umso wichtiger ist es, den Öffentlichen Gesundheitsdienst, der (anders als Kliniken und Praxen) die Gesundheit der Bevölkerung im Blick hat, personell und finanziell ausreichend auszustatten. Auch die Qualifizierung von Fachkräften muss gewährleistet sein, nicht nur in einem nationalen Public Health-Institut, sondern auch auf Landes- und kommunaler Ebene. Die besten Konzepte, Empfehlungen, Labornetzwerke oder ausgefeilte Surveillance-Systeme sind wertlos, wenn sie vor Ort nicht fachkundig umgesetzt und zum Beispiel bei Ausbruchsgeschehen Verdachtsfällen nicht nachgegangen werden kann. Auch die Forschung muss ausreichend ausgestattet sein, um neue Herausforderungen untersuchen und bewerten zu können, etwa durch Klimawandel oder Globalisierung.

Ein modernes, gut ausgestattetes Gesundheitssystem ist Voraussetzung für eine funktionierende Gesellschaft. Es beeinflusst auch die Wirtschaft erheblich, negativ wie positiv. Selbst die Weltbank hat hier umgedacht. Der Weltbankpräsident Jim Yong Kim konstatierte im Handelsblatt (Ausgabe 18.11.2014), dass 24 % des Wirtschaftswachstums von Entwicklungsländern „auf Verbesserungen im Gesundheitsbereich ... zurückgeführt werden können". Kurzfristige Hilfen sind wichtig, reichen aber nicht. Kim, ausgebildeter Mediziner, betont mit Blick auf Ebolafieber: „Was man braucht, ist ein modernes Gesundheitssystem. Wir müssen Wege finden, in Westafrika dorthin zu kommen."

Prof. Dr. Dr. h. c. Reinhard Burger

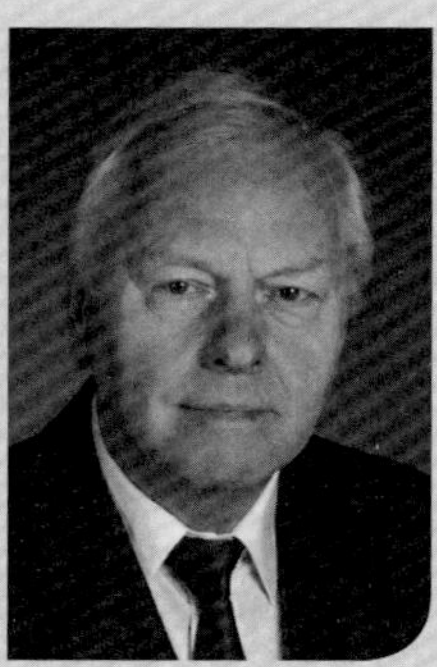

Bild: Schnartendorff RKI

Studium der Biologie, Mikrobiologie, Immunologie. Nach Promotion und Habilitation 1982 Professor für Immunologie an der Universität Heidelberg. Seit 1987 im RKI, zunächst als Leiter der Abteilung Immunologie, 1998–2011 Leiter der Abteilung Infektionskrankheiten. 2001–2010 Vizepräsident, 2010–2015 Präsident. Seit 1989 Professor für Immunologie an der FU Berlin. Mitglied in verschiedenen wissenschaftlichen Gesellschaften. 1993–2015 Vorsitzender des Arbeitskreises Blut des Bundesministeriums für Gesundheit. Erhielt eine Reihe von Ehrungen, darunter 2014 die Ehrendoktorwürde der Kitasato University Tokio und den Wissenschaftspreis für Transfusionsmedizin/Blutspendewesen des Deutschen Roten Kreuzes. 2015 erhielt er das Verdienstkreuz am Bande des Verdienstordens der Bundesrepublik Deutschland.

Susanne Glasmacher

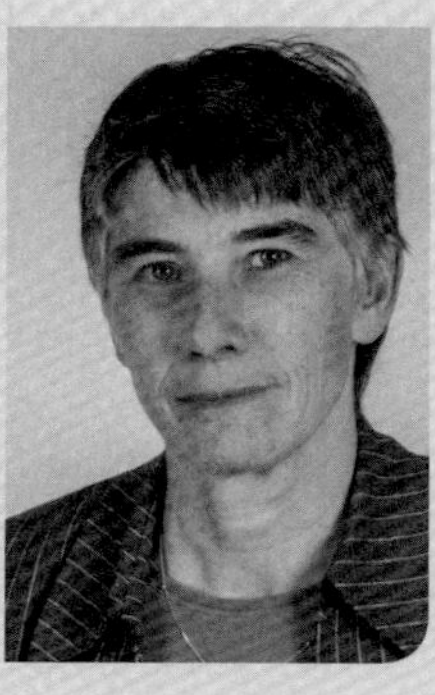

Bild: Bredow RKI

Seit Juni 2000 Pressesprecherin des Robert Koch-Instituts, seit 2001 Leiterin der Presse- und Öffentlichkeitsarbeit. Zuvor Pressesprecherin der Kassenärztlichen Vereinigung Berlin. Nach Biologiestudium und journalistischer Ausbildung arbeitete sie als Zeitschriftenredakteurin beim Deutschen Krebsforschungszentrum und beim Bundesministerium für Bildung und Forschung sowie als freie Wissenschaftsjournalistin. Als Pressesprecherin schrieb sie Beiträge unter anderem für Spektrum der Wissenschaften, Kursbuch Biopolitik und Handbuch Wissenschaftskommunikation. Im Jahr 1992 erhielt sie ein Bosch-Stipendium für Wissenschaftsjournalismus, 2008 wurde sie von der Zeitschrift Medizin- und Wissenschaftsjournalist als Forschungspressesprecherin des Jahres in der Kategorie Forschungsinstitute und Hochschulen ausgezeichnet.

Das Robert Koch-Institut

ROBERT KOCH INSTITUT

Das Robert Koch-Institut ist die wissenschaftlich-medizinische Leitinstitution der Bundesregierung für die Gesundheit der Bevölkerung (Public Health). Die wichtigsten Forschungsbereiche sind die Bekämpfung von Infektionskrankheiten und die Analyse langfristiger gesundheitlicher Trends in der Bevölkerung. Die Arbeiten des Instituts, eines der ältesten seiner Art weltweit, basieren auf eigenen Forschungsaktivitäten. Die unabhängige Forschung ist sowohl grundlagen- als auch maßnahmenorientiert. Das RKI erarbeitet, erhebt und bewertet Daten, die dem Schutz der Gesundheit der Bevölkerung dienen und entwickelt darauf aufbauend Empfehlungen zur Gesundheitsförderung und Krankheitsvermeidung. Eine wichtige Rolle spielen auch die Weiterentwicklung von Methoden und die Gestaltung wissenschaftlicher Standards. Am RKI gibt es eine Reihe von Nationalen Referenzzentren, Konsiliarlaboratorien und internationalen Kollaborationszentren. Zudem ist das Institut Sitz unabhängiger Kommissionen, darunter zum Beispiel die Ständige Impfkommission. Das RKI berät Gesundheitspolitik und Fachöffentlichkeit, insbesondere den Öffentlichen Gesundheitsdienst, und es ist in internationalen Netzwerken global verankert. Am RKI sind etwa 1.100 Mitarbeiter beschäftigt, darunter 450 Wissenschaftler. Viele von ihnen sind in der Hochschullehre, Aus- und Weiterbildung aktiv. Das RKI bietet darüber hinaus auch Qualifizierungsmöglichkeiten wie Bachelor- und Masterarbeiten sowie Promotionen. Weiterhin bietet das Institut Trainingsprogramme an und bildet regelmäßig aus.

www.rki.de

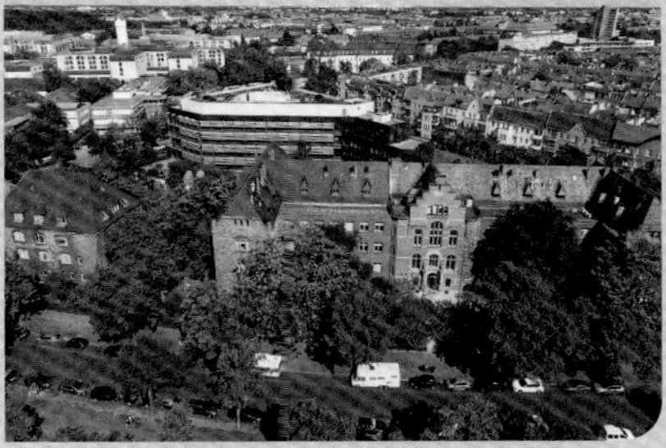

▲ *RKI Nordufer Luftaufnahme*
Bild: Manuel Frauendorf skyfilmberlin

Infektionskrankheiten – Herausforderung für die Forschung

Bundesministerium für Bildung und Forschung

Infektionskrankheiten und deren Folgen erfordern neben einer koordinierten Zusammenarbeit bei Versorgung und Gesundheitsaufklärung eine breit aufgestellte Forschung. Das Bundesministerium für Bildung und Forschung stellt sich dieser Herausforderung zusammen mit anderen Akteuren aus Bund und Ländern, internationalen Partnern, Vertretern öffentlicher wie privater Forschung und den Gesundheitsdiensten.

Deutschland hat eine vielfältige Forschungslandschaft im Bereich der Lebenswissenschaften einschließlich der Medizin. Dies gilt auch für die historisch lange international führende Infektionsforschung. Denken wir beispielsweise an Robert Koch oder Paul Ehrlich. Universitäten, außeruniversitäre Forschungseinrichtungen (Helmholtz-Gemeinschaft, Max-Planck-Gesellschaft, Leibniz-Gemeinschaft, Fraunhofer-Gesellschaft) und die forschende Pharmaindustrie waren und sind Garant dafür, dass in Deutschland hervorragende Forschung von exzellenten Wissenschaftlern betrieben werden kann. Oftmals brauchen neue Erkenntnisse und Informationen jedoch zu lange, bis sie aufgegriffen und weiterentwickelt werden. Das Bundesministerium für Bildung und Forschung (BMBF) fördert deshalb neue Forschungsstrukturen, die ein bestmögliches Zusammenarbeiten von Wissenschaftlern und Ärzten aller relevanten Disziplinen von der Grundlagenforschung bis hin zur Anwendung ermöglichen.

Grundlagen für neue Diagnoseverfahren, neue Wirkstoffe und neue Therapien gegen Infektionskrankheiten schaffen

Das Helmholtz-Zentrum für Infektionsforschung (HZI)

Wie lösen Bakterien, Viren, Parasiten und Pilze Krankheiten aus? Wie setzt sich unser Immunsystem gegen sie zur Wehr? Auf diese Fragen will das Helmholtz-Zentrum für Infektionsforschung (HZI) in Braunschweig fundierte Antworten finden. Die Forscher dieses Zentrums analysieren die molekulare Struktur der Werkzeuge, mit denen Krankheitserreger ihre Zielzellen angreifen, und arbeiten an Methoden, diese zu entschärfen. Sie suchen nach Substanzen aus Natur und Labor, die Krankheitskeime unschädlich machen und Infektionen verhindern oder kurieren können.

Infektionen gebündelt erforschen

Die Deutschen Zentren für Infektionsforschung (DZIF) und für Lungenforschung (DZL)

Eine Infektionsforschung, die Erkenntnisse aus dem Labor möglichst schnell in neue diagnostische und therapeutische Ansätze umsetzt, verlangt eine langfristige und strukturell abgesicherte Zusammenarbeit von Experten aus Grundlagenforschung, Epidemiologie und Klinik. Das BMBF hat deshalb im Jahre 2011 das Deutsche Zentrum für Infektionsforschung (DZIF) initiiert. Dort arbeiten Ärzte und Wissenschaftler aus Universitäten, Universitätskliniken, Leibniz- und Max-Planck-Instituten, Helmholtz-Zentren sowie Ressortforschungseinrichtungen des Bundes mit ausgeprägtem Profil auf dem Gebiet der Infektionskrankheiten zusammen, um den wichtigsten infektiologischen Herausforderungen mit einem integrativen Ansatz zu begegnen.

In neun thematisch fokussierten Forschungseinheiten widmen sich die Forscher des DZIF den drängendsten Fragen in der Infektionsforschung. Hierzu gehören die weltweit bedrohlichsten Infektionskrankheiten wie HIV, Hepatitis, Tuberkulose und Malaria, aber auch Infektionen des Magen-Darm-Traktes sowie das Problem neu auftretender oder wiederkehrender hochinfektiöser Erreger wie beispielsweise das Ebola-Virus oder das Zika-Virus. Forscher des DZIF bearbeiten zudem Fragestellungen zur besonderen Situation immungeschwächter Patienten, beispielsweise nach Transplantationen oder während einer Krebsbehandlung. Die Erforschung zunehmender Antibiotikaresistenzen und die zielgerichtete und schnelle Entwicklung neuer Antiinfektiva sind weitere Schwerpunkte des DZIF.

Auch das Deutsche Zentrum für Lungenforschung (DZL) ist der schnellen Umsetzung von Forschungsergebnissen in Patientennutzen verpflichtet. Eines der wichtigsten Gebiete, auf dem das DZL forscht, sind die Infektionskrankheiten der Lunge. Hier ist eine beschleunigte Entwicklung neuer Therapieoptionen dringend notwendig, denn akute Infektionen der unteren Atemwege stellen ein weltweites wachsendes Gesundheitsproblem dar.

Forschung und Behandlung integrieren

Integrierte Forschungs- und Behandlungszentren (IFB) für Sepsis (Jena) und Chronische Immundefizienz (Freiburg)

Sepsis, das heißt eine systemische Entzündung des Körpers, oftmals einhergehend mit Organversagen, ist eine hochkomplexe und dynamische Erkrankung. Sepsis ist regelmäßig verbunden mit hoher Krankheitslast und Mortalitätsrate. Am Integrierten

Forschungs- und Behandlungszentrum (IFB) „Sepsis und Sepsisfolgen“ (Center for Sepsis Control and Care, kurz: CSCC) versuchen Wissenschaftler und Ärzte, den gesamten Behandlungspfad septischer Patienten zu verbessern – von der Risikobeurteilung bei der Aufnahme bis zur poststationären Langzeitbetreuung und Rehabilitation.

Das CSCC ist eine Einrichtung des Universitätsklinikums Jena und der Medizinischen Fakultät der Friedrich-Schiller-Universität Jena. Es wird als eines von insgesamt acht IFB in Deutschland vom BMBF gefördert. Mit den IFB werden Modellzentren zu bestimmten Krankheitsgebieten aufgebaut, die Forschung und Patientenversorgung vereinen. Langfristige Ziele des CSCC sind die Vermeidung bzw. Reduktion von Sepsiserkrankungen und krankenhauserworbenen Infektionen, die Senkung der Sterblichkeit, die Verbesserung der Lebensqualität von Überlebenden und eine Minimierung der direkten und indirekten Behandlungskosten.

Für Menschen mit geschwächtem Immunsystem kann jede Infektion zu einer lebensbedrohlichen Situation führen. Sie benötigen besondere Therapien in einem speziellen klinischen Umfeld. Dieses bietet das IFB „Centrum für Chronische Immundefizienz“ (CCI), eine gemeinsame Einrichtung des Universitätsklinikums und der Medizinischen Fakultät Freiburg, in der Patienten mit Immundefizienz (Abwehrschwäche) untersucht und behandelt werden können.

Aktuelle Probleme erkennen und reagieren – Die Projektförderung des BMBF im Bereich der Infektionsforschung

Neben der Verbesserung der Forschungsstrukturen fördert das BMBF themenspezifisch und zeitlich befristet Forschungsprojekte zu Infektionskrankheiten. Die flexiblen Möglichkeiten der Projektförderung werden beispielsweise zur Erforschung des Auftretens neuer Erreger, von Krankenhauskeimen oder Antibiotikaresistenzen einschließlich der Entwicklung von wirksamen Antiinfektiva eingesetzt.

Neue Erreger und Antibiotikaresistenzen

1928 entdeckte Alexander Flemming zufällig die Wirkung des Penicillins und bereitete den Weg für ein erstes, sehr wirksames Medikament gegen bakterielle Infektionserkrankungen. So begann allerdings auch der Wettlauf zwischen der Entstehung von Resistenzen und der Entwicklung neuer oder verbesserter Wirkstoffe. Bis heute können wir in aller Regel mit Antibiotika die meisten Krankheitserreger bekämpfen. Aber die Erfolgsgeschichte droht zu Ende zu gehen. Durch die beschleunigte Verbreitung von Resistenzen und den gleichzeitig versiegenden Strom neuer Wirkstoffe sind gängige Antibiotika bei einer zunehmenden Anzahl von Keimen wirkungslos. Um den Wettlauf nicht zu verlieren, gilt es, Antibiotika sowohl in der Human- als auch in der Veterinärmedizin noch gezielter einzusetzen. Zudem ist die Entwicklung neuer Antiinfektiva und alternativer Behandlungsstrategien mit veränderten Wirkungsweisen unabdingbar.

Im Folgenden werden konkrete Beispiele der Projektförderung des BMBF vorgestellt:

„Forschungsverbünde zu zoonotischen Erkrankungen/ Zoonosenplattform", „InfectoGnostics" und „InfectControl 2020"

Zwischen Tier und Mensch übertragbare Krankheiten – sogenannte „Zoonosen" – bilden die Quelle für die Mehrzahl der Infektionskrankheiten des Menschen. Tiere erkranken an den gleichen Erregern (z. B. Schweine), sind Zwischenwirte (z. B. Hunde), sie übertragen Infektionen (z. B. Mücken). Zudem bilden sie ein Reservoir für Infektionserreger, die bisher noch nicht oder nur selten auf den Menschen übergesprungen sind. So schätzen Experten, dass die überwiegende Zahl neu auftretender Infektionserreger zoonotischen Ursprungs ist.

Die Erforschung und Behandlung zoonotischer Infektionserkrankungen kann nur wirkungsvoll erfolgen, wenn Humanmedizin und Tiermedizin zusammenarbeiten und damit die Gesundheit des Menschen und die Tiergesundheit im Kontext gesehen werden. Dieser Anforderung folgt der sogenannte „One Health"-Ansatz, der nachhaltig gestärkt werden soll. Das BMBF, das Bundesministerium für Gesundheit (BMG) und das Bundesministerium für Ernährung und Landwirtschaft (BMEL) haben daher ihre 2006 geschlossene „Forschungsvereinbarung zu von Tieren auf Menschen übertragbaren Krankheiten (Zoonosen)" erneuert. Zudem wird die Forschungsvereinbarung nun auch vom Bundesministerium der Verteidigung (BMVg) mitgetragen. Ein zentrales Element der Forschungsvereinbarung war zunächst die Förderung von 13 „Zoonose-Verbünden" durch das BMBF. Hinzu kommt die von allen drei Bundesministerien getragene „Nationale Forschungsplattform für Zoonosen". Ziel der Zoonosenplattform ist es, einen verstärkten interdisziplinären Erfahrungsaustausch auf nationaler und internationaler Ebene zu ermöglichen und die Forschungsaktivitäten in allen Bereichen der Zoonosenforschung zusammenzuführen. Die beteiligten Bundesministerien starten mit der aktuellen Forschungsvereinbarung ab 2016 neue Förderinitiativen mit weiterentwickelten und eng an den Anforderungen der Praxis orientierten thematischen Ausrichtungen.

Der hohe Stellenwert und die Qualität der Infektionsforschung zeigen sich in Forschungsprojekten, die sich erfolgreich in themenoffenen Förderwettbewerben durchsetzen. So startete Mitte 2013 der Forschungscampus „InfectoGnostics", in dem sich Partner aus Wissenschaft, Medizin und Wirtschaft zusammengeschlossen haben. Gemeinsam entwickeln sie schnelle Vor-Ort-Analysesysteme. Die Systeme sollen helfen, Infektionserreger zuverlässig und schnell nachzuweisen sowie bessere Therapieentscheidungen zu treffen. Das kann die Heilungschancen von Patienten mit einer nachgewiesenen Infektion deutlich erhöhen. Beispielsweise sinkt die Überlebenswahrscheinlichkeit bei einer Blutvergiftung im Verlauf der Erkrankung rapide.

Eine weiteres Beispiel ist der ebenfalls seit 2013 geförderte Forschungsverbund „InfectControl 2020 – Neue Antiinfektionsstrategien – Wissenschaft – Gesellschaft – Wirtschaft". InfectControl 2020 verbindet Forschungsinstitute, Universitäten und Unternehmen mit dem Ziel, grundlegend neue Strategien zum verantwortungsbewussten Umgang mit antimikrobiellen Substanzen sowie zur frühzeitigen Erkennung, Eindämmung und erfolgreichen Bekämpfung von Infektionskrankheiten zu entwickeln.

Neue Medikamente entwickeln, mit alten verantwortungsvoll umgehen, Resistenzen erforschen und verhindern

Große Sorgen bereiten die zunehmend beobachteten Resistenzentwicklungen von Bakterien gegen Antibiotika und andere antimikrobiell wirkende Medikamente. Resistenzentwicklungen machen die Behandlung von Infektionen schwieriger oder gar unmöglich. Dies gilt sowohl für die Humanmedizin als auch für den tiermedizinischen Bereich. Hohe Krankheitslast und Gesundheitskosten für die Menschen und erheblicher wirtschaftlicher Schaden in der Landwirtschaft sind die Folgen.

Mit den thematischen Schwerpunkten „Antibiotikaresistenz" und „Neue Antiinfektiva" im DZIF sowie der Produktentwicklung in „InfectControl 2020" unterstützt das BMBF sowohl mit der Förderung von Forschungseinrichtungen als auch mit Projekten substanziell die Erforschung von Resistenzen und die Entwicklung neuer Medikamente, die helfen können, wenn die eingeführten Antibiotika versagen.

Mit demselben Ziel fördern das BMBF und die Europäische Union die Beteiligung deutscher Wissenschaftler an der europäischen „Innovative Medicines Initiative (IMI)" und der ebenfalls europäischen Maßnahme „Joint Programming Initiative on Antimicrobial Resistance (JPIAMR)". Schließlich beteiligt sich das BMBF an Produktentwicklungspartnerschaften (product development partnerships, kurz: PDPs) von öffentlichen und privaten Akteuren, die die Medikamentenentwicklung vorwiegend im Bereich der armutsassoziierten und vernachlässigten Infektionskrankheiten vorantreiben. In die gleiche Richtung wie die Unterstützung der PDPs zielt die Beteiligung des BMBF an der „European and Developing Countries Clinical Trials Partnership" (EDCTP), einer gemeinsamen Initiative europäischer Staaten mit afrikanischen Ländern südlich der Sahara.

Die verstärkte und beschleunigte Neuentwicklung von Medikamenten alleine hilft jedoch nicht weiter, um dem Problem der zunehmenden Resistenzentwicklung zu begegnen. Ebenso wichtig ist ein besseres Verständnis der Ursachen und Dynamik von Resistenzbildungen. Lösungen müssen durch Stärkung der Grundlagenforschung und eine verbesserte Kooperation aller Verantwortlichen aus Forschung, Human- und Veterinärmedizin sowie Gesundheitsdiensten gefunden werden. In der Deutschen Antibiotika-Resistenzstrategie (DART) koordiniert die Bundesregierung ihre Aktivitäten zur Umsetzung dieses umfassenden Ansatzes.

Deutsche Antibiotika-Resistenzstrategie (DART)

Die Grundlage für die Eindämmung von Resistenzen bildet ein wissensbasierter, verantwortungsvoller Einsatz von Antibiotika in der Human- und in der Veterinärmedizin. Dazu müssen gleichermaßen Strukturen und Abläufe geschaffen bzw. optimiert werden, die dies gewährleisten. Das BMG, das BMEL sowie das BMBF haben im Jahr 2008 die Initiative ergriffen und mit wichtigen Partnern im Gesundheitswesen die Deutsche Antibiotika-Resistenzstrategie (DART) erarbeitet. Kennzeichnend für die 2015 aktualisierte „DART 2020" ist die konsequente Umsetzung des „One Health"-Ansatzes. Die gemeinsame Strategie unterstützt ein koordiniertes Handeln der Human- und Tiermedizin, der Forschung, des Umweltsektors und der einschlägigen Bereiche auf lokaler, regionaler, nationaler, aber auch internationaler Ebene.

Da zur Bewältigung der Resistenzproblematik die Zusammenarbeit zwischen Politik, Wirtschaft und Wissenschaft von großer Bedeutung ist, widmete sich der Pharma-Dialog mit einer eigenen Unterarbeitsgruppe dem Thema Antibiotika. Die dort erarbeiteten Handlungsempfehlungen reichen von Fachinformationen für Ärzte über die Anpassung regulatorischer Rahmenbedingungen und Erstattungsmechanismen bis zur Stärkung wichtiger Forschungsgebiete. Der Pharma-Dialog wurde von BMG, BMBF und BMWi von 2014 bis 2016 auf Grundlage des Koalitionsvertrags als „ressortübergreifende[r] Dialog unter Beteiligung von Wissenschaft und Arzneimittelherstellern" geführt, „[...] um den Standort Deutschland für Forschung und Produktion zu stärken".

Infektionsforschung in internationaler Zusammenarbeit

Infektionskrankheiten kennen keine Grenzen und die zunehmende Mobilität von Menschen und Waren führt zu immer schnellerer Ausbreitung von krankheitserregenden Keimen. Allein aus diesem Grund führen ausschließlich national orientierte Forschungsanstrengungen nicht zum Ziel. Hinzu kommt, dass Forscher in Universitäten und anderen Forschungsinstitutionen längst in europäischen und globalen Kooperationen zusammengeschlossen sind und die forschende pharmazeutische Industrie multinational aufgestellt ist. Zudem ist die Entwicklung neuer Medikamente sehr aufwendig. Internationale Partnerschaften sind hier unabdingbar. Dies hat gerade der letzte Ebola-Ausbruch in Westafrika der Welt nochmals dramatisch vor Augen geführt. Jenseits der Stärkung der Gesundheitssysteme in den betroffenen Ländern bedarf es hier einer abgestimmten Forschung insbesondere für zuverlässige Diagnoseplattformen und neue Impfstoffe. Mit der Strategie der Bundesregierung zur Internationalisierung von Bildung und Forschung hat das BMBF frühzeitig auf diese wichtige Anforderung reagiert. Auch in der Infektionsforschung will das BMBF die starke Rolle der deutschen Wissenschaft im Konzert der weltweit Besten stärken, Innovationspotenziale international erschließen und globale Verantwortung bei der Lösung von Gesundheitsproblemen in den Entwicklungsländern übernehmen.

Infektionskrankheiten standen bei dem von Deutschland ausgerichteten G7 Gipfel 2015 in Elmau und 2016 in Ise-Shima unter japanischer Präsidentschaft ganz oben auf der Agenda. Die G7 Staats- und Regierungschefs haben sich zu antimikrobiellen Resistenzen, zu vernachlässigten und armutsbegünstigten Infektionskrankheiten und zum Ausbruch der Ebola-Epidemie intensiv beraten. Die G7 Länder haben zahlreiche Beschlüsse gefasst, um den Infektionskrankheiten entgegenzutreten. Diese Beschlüsse werden nun umgesetzt.

Die nachfolgend beschriebenen Förderaktivitäten des BMBF sind einige Beispiele für das wachsende internationale Engagement. Hinzu kommen Beteiligungen im ERA-Netz „Infect-ERA" im Bereich der Erforschung humanpathogener Erreger und im ANIHWA-ERA-Netz, das sich vorrangig mit der Tiergesundheit beschäftigt.

Europäische Joint Programming Initiative „Antimicrobial Resistance" (JPIAMR)

Die Joint Programming Initiative „Antimicrobial Resistance" (JPIAMR) zielt auf die Herausforderung durch mikrobielle Resistenzen. Über die Koordinierung nationaler Forschungsförderung sollen die Fragmentierung im Europäischen Forschungsraum überwunden und Synergien bei der Entwicklung von Lösungen geschaffen werden. Derzeit nehmen 22 Mitgliedsstaaten/assoziierte Staaten an der Initiative teil. Wesentliche Ziele reichen von der Untersuchung der Übertragungswege über die Verbesserung der Behandlungsmethoden bis zur Entwicklung neuer Antiinfektiva.

Innovative Medicines Initiative Joint Undertaking (IMI-JU)

Die Innovative Medicines Initiative Joint Undertaking (IMI-JU) ist eine öffentlich-private Partnerschaft zwischen der Europäischen Union, vertreten durch die Europäische Kommission, und der (bio-)pharmazeutischen Industrie, vertreten durch den Europäischen Dachverband der pharmazeutischen Industrie (European Federation of Pharmaceutical Industries Associations; EFPIA). Vorrangiges Ziel von IMI-JU ist die schnellere Entwicklung von sicheren und wirksamen Medikamenten. Förderaufrufe der IMI-JU ergehen regelmäßig auch zu infektiologischen Themen, insbesondere innerhalb der Initiative „New Drugs for Bad Bugs". Deutsche Partner sind an nahezu allen bisher gestarteten Infektionsforschungsprojekten der IMI-JU beteiligt.

Förderung Produktentwicklungspartnerschaften (PDPs)

PDPs sind Non-Profit-Organisationen mit dem Ziel, Präventionsmethoden, Impfstoffe und Medikamente bzw. Diagnostika und Diagnosegeräte für die Behandlung vernachlässigter und armutsassoziierter Krankheiten zu entwickeln und diese kostengünstig auf den Markt zu bringen. PDPs sind meist in einer Netzwerkstruktur aufgebaut, in der unterschiedliche Akteure (Akademische Institute, öffentliche Forschungseinrichtungen, Pharmafirmen und NGOs) zusammenarbeiten. Seit 2011 unterstützt das BMBF vier PDPs: die European Vaccine Initiative (EVI) mit der Entwicklung eines Malariaimpfstoffes speziell für Schwangere, die Foundation for innovative new diagnostics (FIND) mit der Entwicklung einer Diagnoseplattform für vier parasitäre Erkrankungen (Afrikanische Schlafkrankheit, Chagas, Leishmaniose und Malaria), die „Drugs for Neglected Diseases initiative" (DNDi) mit Medikamentenentwicklungen gegen die Afrikanische Schlafkrankheit, Viszerale Leishmaniose, die Chagas Krankheit und Wurmerkrankungen sowie die Dengue Vaccine Initiative (DVI) für die Entwicklung eines Impfstoffes gegen das Dengue Fieber. Die PDP-Förderung wurde im Auftrag des BMBF und des britischen Entwicklungshilfeministeriums (Department for international Development) mit positivem Ergebnis evaluiert. Das BMBF hat daher 2015 eine zweite Förderrunde gestartet, innerhalb derer voraussichtlich fünf Produktentwicklungspartnerschaften gefördert werden können.

European and Developing Countries Clinical Trials Partnership (EDCTP)

EDCTP ist eine gemeinsame Initiative der Europäischen Union und 14 europäischer Länder mit zurzeit 14 Ländern Subsahara-Afrikas. EDCTP widmet sich seit 2003 der Bekämpfung der drei wichtigsten Infektionskrankheiten HIV, Malaria und Tuberkulose. Inzwischen wird auch Forschung zu weiteren vernachlässigten und armutsassoziierten Infektionskrankheiten gefördert. Schwerpunkte sind klinische Studien aller Phasen sowie kapazitätsbildende Maßnahmen. Dabei werden insbesondere die lokalen Bedürfnisse in Afrika und die Beteiligung der afrikanischen Länder auf Augenhöhe berücksichtigt. Das BMBF unterstützt EDCTP bereits seit 2003 und wird diese Unterstützung ausbauen.

Ausblick

Betrachtet man die Lebenssituation in entwickelten Ländern, könnte der Eindruck entstehen, dass vorrangig chronische Erkrankungen – unter anderem bedingt durch die Zunahme der Lebenserwartung – unsere Gesundheit bedrohen. Die Bekämpfung von Infektionskrankheiten bleibt jedoch aus den oben dargelegten Gründen weiterhin eine der großen Herausforderungen der Gesundheitsversorgung. Um den Kampf zwischen Erreger und Wirt zu gewinnen, müssen Wissenschaftler weiter an der Aufklärung von Mechanismen der Infektion und Abwehr forschen. Auf dieser Basis können präventive und diagnostische Entscheidungen getroffen sowie neue Wirkstoffe entwickelt werden.

Das BMBF wird auch zukünftig Forschung zu Infektionskrankheiten unterstützen. Dabei bilden die gemeinsam mit den Bundesländern geförderten Forschungseinrichtungen, wie z. B. das Helmholtz-Zentrum für Infektionsforschung, das Max-Planck-Institut für Infektionsbiologie oder das Leibniz-Institut für Naturstoff-Forschung und Infektionsbiologie, das Rückgrat der BMBF-geförderten Forschung. Auch die Deutschen Zentren der Gesundheitsforschung DZIF und DZL begleitet das BMBF eng bei deren weiterer Entwicklung.

Mit der komplementär ausgerichteten Projektförderung wird das BMBF auch zukünftig schnell auf aktuelle Herausforderungen reagieren. Außerdem werden bestimmte Forschungsschwerpunkte ausgebaut, wie die Forschung zu vernachlässigten, armutsassoziierten Erkrankungen und Zoonosen. Im Oktober 2015 wurde das Förderkonzept „Globale Gesundheit im Mittelpunkt der Forschung" neu aufgelegt, das die Aktivitäten des BMBF in diesem Bereich bündelt. Das BMBF wird die Integration und Position der deutschen Infektionsforschung im internationalen Kontext weiter stärken.

Mit einer Kombination aus Strukturaufbau, flexibler thematisch fokussierter Projektförderung und internationaler Vernetzung schafft das BMBF wichtige Voraussetzungen für eine erfolgreiche Infektionsforschung.

Bundesministerium für Bildung und Forschung

Das Bundesministerium für Bildung und Forschung (BMBF) hat im Rahmen seiner Zuständigkeiten nach dem Grundgesetz vielfältige Aufgaben. Zu den wichtigsten gehören:

- die Förderung von Wissenschaft und Forschung (von den Grundlagen bis zu den Spitzentechnologien)
- die Begabtenförderung in Schule, Ausbildung und Studium
- die Förderung des wissenschaftlichen Nachwuchses sowie des internationalen Austausches in Aus- und Weiterbildung, Studium und Wissenschaft
- gemeinsam mit den Ländern: die Gestaltung der außerschulischen, beruflichen Bildung, der Weiterbildung und der Ausbildungsförderung

Das Bundesministerium für Bildung und Forschung wird seit Februar 2013 von Bundesministerin Prof. Dr. Johanna Wanka geleitet. Bei ihren Aufgaben unterstützen sie die Parlamentarischen Staatssekretäre Thomas Rachel (MdB) und Stefan Müller (MdB) sowie die beamtete Staatssekretärin Cornelia Quennet-Thielen und der beamtete Staatssekretär Dr. Georg Schütte.

www.bmbf.de

Deutsche Antibiotika-Resistenzstrategie DART 2020

Antina Ziegelmann

Antibiotikaresistenzen sind ein ernst zu nehmendes Problem. Sie führen dazu, dass bakterielle Infektionen schwerer oder auch gar nicht mehr behandelbar sind, weil Antibiotika ihre Wirksamkeit verlieren. Das führt zu längeren und deutlich schwereren Krankheitsverläufen und möglicherweise auch zu vorzeitigen Todesfällen. Infolgedessen ist die Bekämpfung von Antibiotikaresistenzen für das Bundesministerium für Gesundheit von großer Bedeutung. Dabei steht auch im Vordergrund, eine gute Versorgung kranker Patientinnen und Patienten für die Zukunft sicherzustellen.

In vorindustriellen Zeiten waren Infektionskrankheiten die häufigste Todesursache in Europa und in vielen Ländern der Welt sind sie dies bis heute geblieben. Grundlegende Verbesserungen der Lebensverhältnisse, Hygiene und vor allem die bessere medizinische Versorgung durch Impfstoffe und Medikamente haben in den Industrienationen seit Ende des 19. Jahrhunderts die Infektionskrankheiten zurückgedrängt. Die Entdeckung der Antibiotika Mitte des 20. Jahrhunderts sorgte dafür, dass bakterielle Infektionskrankheiten ihren Schrecken weitestgehend verloren haben.

Seit einigen Jahren beobachten Fachleute, Gesundheitsbehörden, die Verantwortlichen im Gesundheits- und Veterinärwesen, Patientinnen und Patienten bzw. deren Angehörige und die Bevölkerung, dass sich weltweit bakterielle Krankheitserreger ausbreiten, die gegen Antibiotika weniger empfindlich oder völlig resistent sind.

Dafür verantwortlich sind der unsachgemäße und übermäßige Gebrauch von Antibiotika sowie Hygienemängel in der Human- und Veterinärmedizin. Versagt eine antibiotische Therapie, kann dies für Patientinnen und Patienten schwerwiegende, auch tödliche Folgen haben. Die Heilung verzögert sich, weitere Behandlungen werden erforderlich, das Gesundheitswesen wird erheblich belastet.

Im Bereich der Nutztierhaltung und Lebensmittelproduktion bereitet die Ausbreitung von Antibiotikaresistenzen ebenfalls Probleme. Sie erschwert nicht nur die Behandlung von Tieren, sondern hat auch nachteilige Folgen für den Tierschutz und führt zu wirtschaftlichen Einbußen für Tierhalter. Nicht zuletzt stellt auch die Kontamination von Lebensmitteln durch resistente Erreger für die Verbraucherinnen und Verbraucher ein Risiko dar.

Die Zunahme von Antibiotikaresistenzen hat auch enorme wirtschaftliche Folgen. Das Weltwirtschaftsforum zählt die Antibiotikaresistenz mittlerweile zu den größten Risiken für die Weltwirtschaft. Prognostiziert werden steigende Kosten durch die Behandlung von resistenten Infektionserregern und erhöhte Morbiditäts- und Mortalitätsraten in den nächsten Jahren.

Verschiedene internationale und nationale Organisationen sind darum initiativ geworden und haben Strategien entwickelt, um diese Entwicklung einzudämmen. Allen Verantwortlichen ist dabei bewusst, dass nur eine gezielte internationale und sektorenübergreifende Zusammenarbeit erfolgreich sein und die Ausbreitung von resistenten Keimen bremsen kann.

Die Europäische Kommission hat 2011 den „Aktionsplan zur Abwehr der steigenden Gefahr der Antibiotikaresistenz" vorgelegt und die WHO erarbeitete den „Globalen Aktionsplan zur Bekämpfung von Antibiotikaresistenzen", der auf der Weltgesundheitsversammlung verabschiedet wurde. Ziel ist, die Behandlung von Infektionskrankheiten mit effektiven und sicheren Medikamenten aufrechtzuerhalten. Um dies zu erreichen, sollen die Medikamente qualitätsgesichert und in verantwortungsvoller Weise eingesetzt werden. Zugleich sollen sie für alle Patientinnen und Patienten zugänglich sein, die sie benötigen. Alle Mitgliedstaaten werden darüber hinaus aufgefordert, innerhalb der nächsten zwei Jahre nationale sektorenübergreifende Aktionspläne zu verabschieden.

Im Jahr 2008 legte die Bundesregierung die DART vor. Sie enthält ein Bündel von Maßnahmen im human- und veterinärmedizinischen Bereich, um Antibiotikaresistenzen in Deutschland zu erkennen, zu verhüten und besser bekämpfen zu können. Zentrales Ziel ist die Reduzierung von Antibiotikaresistenzen.

Die DART hat seitdem vieles bewegt. Implementiert und ausgebaut wurden Überwachungssysteme, mit deren Hilfe Expertinnen und Experten Daten zur Antibiotikaresistenz und zum Verbrauch erfassen und auswerten können. Die Daten können – eingesetzt als Feedback – Ärztinnen und Ärzte über aktuelle Entwicklungen informieren und sie dabei unterstützen, ihr Verordnungsverhalten zu verändern. Die Analysen zeigen auch, ob Interventionen greifen. Zahlreiche Gesetzesänderungen, etwa die Änderung des Infektionsschutzgesetzes 2011 und des Arzneimittelgesetzes 2013, haben es ermöglicht, Strategien umzusetzen und Instrumente auszubauen.

Die DART hat durch vielfältige Maßnahmen und nicht zuletzt durch die Zusammenarbeit unterschiedlichster Gruppen und Institutionen vor allem auch das Problembewusstsein in allen Gesundheitsberufen, bei politisch Verantwortlichen und in der allgemeinen Bevölkerung geschärft.

Die Anstrengungen zeigen erste Erfolge. Seit drei Jahren sinken beispielsweise die Raten der Infektionen mit MRSA. Ein Bericht der Bundesregierung bestätigt im Dezember 2014, dass die mit dem

Infektionsschutzgesetz erlassenen Maßnahmen vollständig umgesetzt wurden. Die Länder haben mit der Verabschiedung von Hygieneverordnungen dazu einen wichtigen Beitrag geleistet.

Dennoch müssen Konzepte und Maßnahmen konsequent weiterentwickelt und ausgebaut werden. Es gibt neue Entwicklungen im Resistenzgeschehen, die beobachtet und bewertet werden müssen. Ebenso haben sich verschiedene Aspekte und Zusammenhänge in Human- und Veterinärmedizin als bedeutsam erwiesen, sodass ihnen verstärkt Aufmerksamkeit geschenkt werden muss.

Dies war Anlass für die Bundesregierung, DART 2020 mit neuen Zielen vorzulegen. Daran haben viele betroffene Akteure mitgewirkt, deren Einsatz auch bei der Umsetzung der Ziele unabdingbar ist.

One-Health-Ansatz stärken

Die Erkenntnis, dass die Gesundheit von Menschen und Tieren bei Infektionskrankheiten eng miteinander verwoben ist, ist richtungsweisend für alle zukünftigen Maßnahmen und Aktivitäten. Die zuständigen Bundesministerien kooperieren deshalb in einer interministeriellen Arbeitsgruppe zur Reduzierung von Antibiotikaresistenzen und haben eine Nationale Forschungsplattform für Zoonosen gegründet. Die Eindämmung von Antibiotikaresistenzen erfordert einen sektorübergreifenden Ansatz und wir werden nur dann erfolgreich sein, wenn wir international eng zusammenarbeiten und den Globalen Aktionsplan der WHO unterstützen.

Resistenzentwicklungen frühzeitig erkennen

Überwachungssysteme werden ausgebaut, um neue Erreger und Resistenzen frühzeitig zu erkennen und repräsentative Daten für ganz Deutschland zu erhalten, die auch der Forschung zur Verfügung stehen. Dies erlaubt, zeitnah Therapie- und Hygiene-Empfehlungen sowie gezielte Präventionsstrategien zu entwickeln. Feedback-Systeme werden weiter ausgebaut und vorangetrieben. Die Meldepflicht wurde auf weitere Erreger ausgedehnt.

Therapie-Optionen erhalten und verbessern

Das Antibiotika-Verbrauchs-Monitoring wird weiter ausgebaut. Diese Daten bilden auf nationaler Ebene die Grundlage für Interventionsmaßnahmen. Zudem werden Konzepte zur Erstellung und Anwendung von Leitlinien erarbeitet.

Infektionsketten frühzeitig unterbrechen und Infektionen vermeiden

Sowohl in der Human- als auch in der Veterinärmedizin werden die Diagnostik verbessert und die Umsetzung von Hygienemaßnahmen gefördert. Die Methoden der Tierhaltung müssen optimiert werden.

Bewusstsein fördern und Kompetenzen stärken

Wissenslücken müssen sowohl in der Allgemeinbevölkerung als auch bei Ärztinnen und Ärzten, Tierärztinnen und

Tierärzten sowie Angehörigen anderer Gesundheitsberufe durch zielgruppenspezifische Informationen geschlossen werden. Dies erfordert nachhaltige Anstrengungen auf verschiedenen Ebenen. Die Aus-, Fort- und Weiterbildung in Human- und Veterinärmedizin, Pharmazie sowie in anderen Gesundheitsberufen wird verbessert.

Forschung und Entwicklung unterstützen

Forschung leistet einen wichtigen Beitrag, um die zunehmende Ausbreitung von Antibiotikaresistenzen einzudämmen. Darum werden alle entsprechenden Forschungsbereiche in der Human- und Veterinärmedizin gestärkt – von der Grundlagenforschung über klinische Forschung, Forschung zu Public Health-Fragen bis hin zur Forschung in Zusammenarbeit mit der Gesundheits-, Land- und Lebensmittelwirtschaft. Interdisziplinäre Forschungsvorhaben werden vorangebracht. Auch in der Arzneimittelforschung muss die Forschung und Entwicklung von neuen Antiinfektiva vorangetrieben werden. Das Thema wird im Rahmen des Pharmadialogs aufgegriffen.

Mit der DART 2020 hat die Bundesregierung die Weichen zur Umsetzung dieser Forderungen gestellt.

Die Themen Antibiotikaresistenz und Entwicklung neuer Antibiotika, neuer diagnostischer Testmethoden sowie alternativer Behandlungskonzepte spielten auch eine wichtige Rolle bei der Umsetzung der G7-Erklärungen im Rahmen des G7 Gipfels im Juni 2015 in Elmau und der G7 Ministerkonferenz im Oktober 2015 in Berlin. Zusammen mit den G7-Staaten wurden nachfolgend konkrete Aktivitäten und Verpflichtungen für diesen Bereich erarbeitet als Beitrag für eine bessere Gesundheit von Menschen und Tieren.

Dr. Antina Ziegelmann

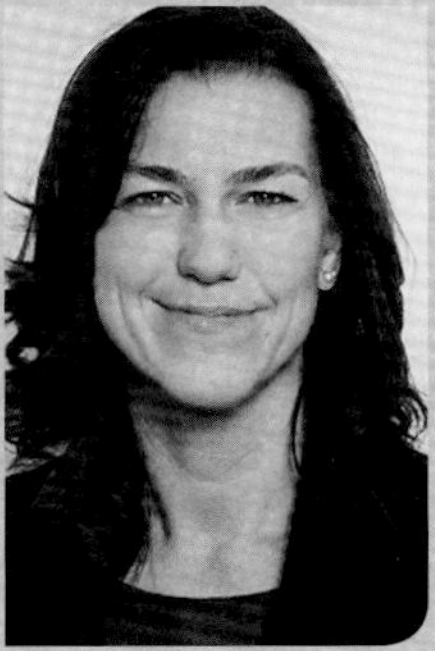

Bild: Ziegelmann

Antina Ziegelmann leitet seit 2013 das Referat „Übertragbare Krankheiten, Infektionsschutz" am Bundesministerium für Gesundheit und ist für den Bereich Antibiotikaresistenzen nationale Kontaktperson beim Europäischen Zentrum für die Prävention und Kontrolle von Krankheiten (ECDC) und bei der Weltgesundheitsorganisation Region Europa (WHO EURO). Das Referat nimmt Aufgaben auf den Gebieten der Infektionsprävention, der allgemeinen Bekämpfung von Infektionskrankheiten und der Infektionsforschung wahr. Dabei spielt die Bekämpfung von Antibiotikaresistenzen eine wichtige Rolle. In diesem Zusammenhang wurde die Deutsche Antibiotika-Resistenzstrategie (DART 2020) der Bundesregierung erarbeitet.

Perspektiven für neue Antibiotika

Siegfried Throm

Neue Antibiotika gegen Problemkeime werden dringend gebraucht. Forschende Pharmaunternehmen arbeiten weltweit an solchen Präparaten; darunter sechs große und mehr als 20 kleine und mittlere Unternehmen.

Was kennzeichnet das bereits vorhandene Sortiment an Antibiotika? Rund 80 Antibiotika wurden bereits entwickelt; es sind großenteils gegen zahlreiche Bakterienarten wirksame Breitband-Antibiotika, einige dienen aber auch speziell der Behandlung bestimmter Erreger wie etwa TB-Bakterien. Durch unterschiedliche Darreichungsformen (Tabletten, Infusions- bzw. Injektionslösungen, Säfte, inhalative und dermale Darreichungsformen) wurden sie auch für unterschiedliche Therapiesituationen einsetzbar gemacht. Die antibiotischen Wirkstoffe gehören verschiedenen Klassen an, die sich jeweils durch eine andere Molekülstruktur und Wirkungsweise auszeichnen.

Innerhalb einer Klasse finden sich Mittel mit gleichem Wirkprinzip, die sich aber im jeweils erfassten Erregerspektrum unterscheiden können, aber auch darin, durch welche Resistenzen sie unwirksam werden.

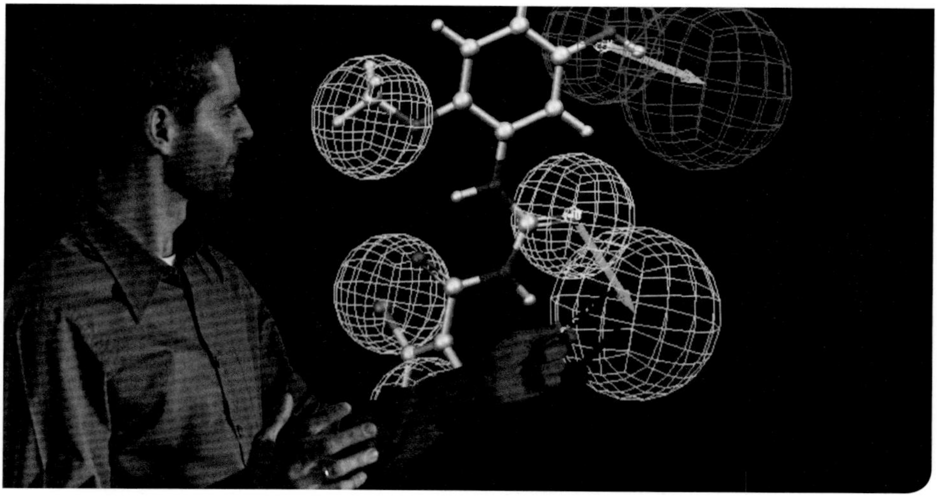

▲ *Pharmaforscher analysiert ein neues Wirkstoffmolekül in der Computersimulation.*
Bild: vfa/M. Joppen

Einführung neuer Antibiotikaklassen (ohne Medikamente gegen Tuberkulose)

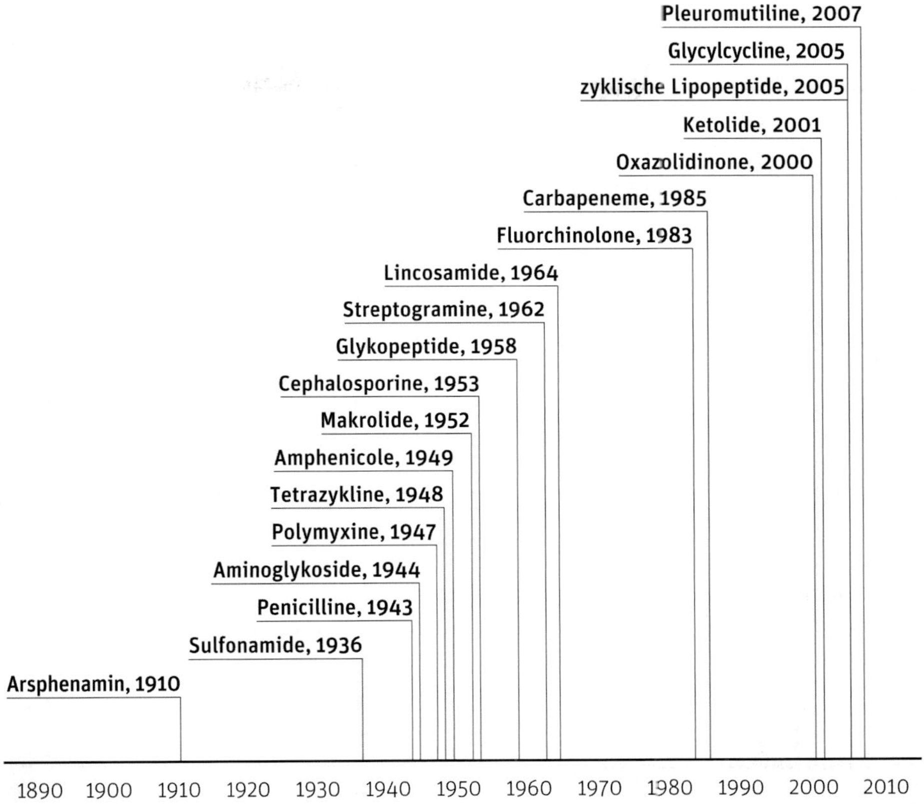

Die Jahreszahlen geben an, wann das erste Medikament der genannten Klasse in Deutschland oder andernorts eingeführt wurde. Nicht berücksichtigt sind Medikamente gegen Tuberkulose.

Quelle: vfa

Für die Einführung neuer Klassen waren die 1950er- und 1960er-Jahre sowie die frühen 2000er-Jahre besonders bedeutend. Die meisten neuen Antibiotika kamen hingegen in den 1980er- und 1990er-Jahren auf den Markt; es waren vor allem Neuzugänge in den früher begründeten Klassen der Cephalosporine, Makrolide (Erithromycin-Derivate) und Fluorchinolone. Durch Änderungen der Molekülstruktur gegenüber den ersten Vertretern der Klasse ließen sich beispielsweise Antibiotika schaffen, die gegen noch mehr unterschiedliche Bakterienarten wirksam waren oder die bakterienbefallenes Gewebe noch besser erreichten.

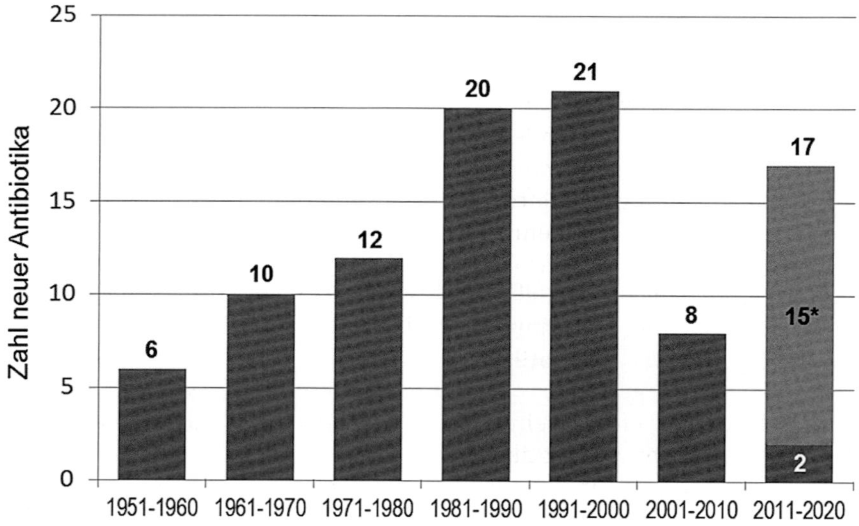

▲ *Einführung neuer Antibiotika (Breitband- und erregerspezifische Antibiotika) *Schätzwert des vfa aufgrund der derzeitigen Entwicklungsprojekte für neue Antibiotika*

Quelle: vfa

Auch heute noch lassen sich die meisten Patienten mit bakteriellen Infektionen mit diesen Mitteln gut behandeln und Impfstoffe gegen mehrere Stämme bzw. Serotypen von Pneumo- und Meningokokken bieten Schutz vor bakterieller Lungen- oder Hirnhautentzündung. Doch immer wieder erleiden Patienten Infektionen, bei denen die Keime Resistenzen gegen mehrere Antibiotika zeigen. Meist können Ärzte dann auf ein anderes Antibiotikum ausweichen, doch schwindet trotz einiger Neuzugänge zum Antibiotika-Sortiment in den letzten Jahren nicht die Sorge, dass gegen bestimmte resistente Erregerstämme bald kein Mittel mehr wirksam ist. Auch gibt es von jeher das Problem, dass bestimmte Erreger wie Pseudomonas und Infektionen in bestimmten Geweben (etwa in Gelenken oder in nekrotischem Gewebe) nur schwer bekämpft werden können. Die Entwicklung weiterer neuer Antibiotika und neuer Therapiestrategien ist deshalb von großer Bedeutung, wie auch Anfang 2013 in einer Stellungnahme der Deutsche Akademie der Naturforscher Leopoldina „Antibiotika-Forschung: Probleme und Perspektiven" unterstrichen wurde.

Entwicklung neuer Wirkstoffe durch Pharmaindustrie

Dementsprechend hat die Antibiotika-Forschung in der Pharmaindustrie international auch wieder einen wachsenden Stellenwert, nachdem sie kurz nach der Jahrhundertwende zunächst an Bedeutung verloren hatte: Derzeit betreiben nach Kenntnis des vfa mindestens sechs Großunternehmen und mehr als 20 kleine und mittlere Unternehmen Forschung und Entwicklung für neue Antibiotika.

Am Standort Deutschland arbeiten mehrere Firmen an neuen Antibiotika. Drei Unternehmen entwickeln sie auf Basis im eigenen Hause erfundener Wirkstoffe, nämlich Sanofi (Frankfurt a. M.; das Unternehmen kooperiert dabei seit diesem Jahr auch mit der deutschen Fraunhofer-Gesellschaft), AiCuris (Wuppertal) und Aviru (München). Bayer HealthCare hatte seine Antibiotika-Wirkstoffforschung als eigenständige Firma AiCuris ausgegründet, entwickelt aber weiter neue Antibiotika auf Basis vorhandener oder von Kooperationspartnern eingebrachter antibiotischer Wirkstoffe. In der Schweiz arbeiten mehrere kleinere Unternehmen wie die von Roche ausgegründete Basilea Pharmaceutica, die Actelion, Evolva und Polyphor an neuen Antibiotika. 2013 ist aber auch Roche – in Kooperation mit Polyphor – wieder in die Antibiotika-Forschung eingestiegen.

Eine Reihe von Anstrengungen des letzten Jahrzehnts dürfte schon in diesem und den nächsten Jahren zu wesentlichen Erweiterungen des Antibiotika-Sortiments führen:

- So könnten zwei Antibiotika, die bereits eine EU-Zulassung erhalten haben, in diesem Jahr auf den Markt kommen – das eine gegen Lungenentzündungen durch den gefürchteten Krankenhauskeim MRSA (Methicillin-resistente Staphylokokken), das andere im Rahmen einer Kombinationstherapie gegen multiresistente Tuberkulose.
- Ein Medikament gegen gramnegative Bakterien hat kürzlich die Zulassungsempfehlung für Deutschland und andere EU-Länder erhalten und könnte ebenfalls in diesem Jahr auf den Markt kommen.
- Drei weitere Antibiotika sind im europäischen Zulassungsverfahren. Sieben weitere Breitband-Antibiotika sind in der letzten Phase der klinischen Erprobung, der sogenannten „Phase III"; dazu kommen noch Antibiotika und andere antibakterielle Mittel speziell gegen einzelne Problemkeime.
- Weitere Antibiotika befinden sich in früheren Stadien der klinischen und vorklinischen Entwicklung.

Der lange Weg zum neuen Medikament

Die Entwicklung eines neuen Medikaments verläuft über viele Stationen. Von der Idee bis zur ersten Zulassung dauert es in der Regel mehr als 13 Jahre; und weitere Jahre vergehen, bis es auch für alle Altersgruppen zur Verfügung steht, für die es sich eignet.

Weitere Informationen: www.vfa.de

1. **Fokus Krankheit**
   Am Anfang steht die Entscheidung, für Patientinnen und Patienten, die an einer bisher nicht gut behandelbaren Krankheit leiden, ein neues Medikament zu entwickeln.

2. **Angriffspunkt finden**
   Forscherinnen und Forscher ermitteln einen Angriffspunkt (Target) im Krankheitsgeschehen: ein Molekül, an dem ein Medikament ansetzen könnte.

3. **Erfinden von Wirkstoffkandidaten**
   Pharmaforscherinnen und -forscher erfinden Substanzen, die in das Krankheitsgeschehen eingreifen, sodass sie die Krankheit vielleicht lindern oder heilen können.

4. **Test auf Wirkung und Verträglichkeit**
   Sie testen die besten Substanzen mit Zellkulturen und Tieren darauf, dass sie wirksam und nicht giftig oder anderweitig schädlich sind. Was sich bewährt, kann Wirkstoff eines Medikaments werden.

5. **Phase I: Studien mit wenigen gesunden Erwachsenen**
   Nun wird der Wirkstoff mit gesunden erwachsenen Freiwilligen erprobt: Wie wandert er durch den Körper? Wie lange dauert das? Ab welcher Dosis gibt es Nebenwirkungen?

6. **Entwicklung der Darreichungsform**
   Aus dem Wirkstoff wird – passend zum Anwendungsgebiet – ein Medikament entwickelt: z. B. eine Tablette, Kapsel, Salbe, Trink- oder Injektionslösung, ein Spray oder Wirkstoffpflaster.

7. **Festlegung des Kinderstudienplans**
   Die Zulassungsbehörde legt fest, für Kinder welchen Alters das Medikament auch erprobt werden soll. Die Kinderstudien sollen oft erst nach den Studien mit Erwachsenen beginnen, manchmal aber auch fast zeitgleich.

8. **Phase II: Studien mit wenigen kranken Erwachsenen**
   Typischerweise 100 bis 500 erwachsene Erkrankte, alles Freiwillige, erhalten entweder das neue Medikament oder eine Vergleichsbehandlung. Wirksamkeit, Verträglichkeit und Dosierung werden untersucht.

9. **Phase III: Studien mit vielen kranken Erwachsenen**
   Ärztinnen und Ärzte in vielen Ländern erproben das Medikament mit meist mehreren Tausend erwachsenen Erkrankten – ähnlich wie in Phase II. Auch weniger häufige Nebenwirkungen werden hier erkennbar.

10. **Begutachtung durch die Zulassungsbehörde**
    Fachleute prüfen die Ergebnisse aller Studien, Labor- und Tierversuche sowie technischer Qualitätstests. Fällt die Prüfung positiv aus, erteilen sie dem Medikament die Zulassung. Es kann dann Erwachsenen verordnet werden.

11. **Entwicklung einer kindgerechten Darreichungsform**
    Ist die Darreichungsform nicht für alle Altersgruppen geeignet, wird noch eine kindgerechte entwickelt: z. B. ein Granulat, eine Minitablette oder eine Trinklösung.

12. **Phase II und III: Studien mit kranken Kindern**
    Das Medikament wird nun zunächst mit wenigen, dann vielen kranken Kindern im vorgesehenen Alter erprobt, im Vergleich zu einer bisherigen Behandlung. Es werden Wirksamkeit, Verträglichkeit und Dosierung geprüft.

13. **Begutachtung durch die Zulassungsbehörden**
    Wieder begutachten Fachleute der Zulassungsbehörden die Studienergebnisse des Medikaments. Fällt diese Prüfung positiv aus, erteilen sie die Zulassung auch für den Einsatz bei Kindern.

14. **Anwendung, Beobachtung**
    Ärzteschaft, Behörden und Hersteller achten darauf, wie sich das Medikament bewährt. Treten neue, seltene Nebenwirkungen auf? Die Packungsbeilage wird laufend aktualisiert.

15. **Phase IV: Studien nach der Zulassung**
    Das Medikament wird in weiteren Studien erprobt, z. B. um zu sehen, wie es mit anderen Mitteln zusammenwirkt. Kommt es für eine weitere Krankheit in Betracht, beginnen neue Phase-II-Studien.

Quelle: vfa

▾ *Kommende Breitband-Antibiotika (mindestens Phase III der Entwicklung)*

Wirkstoff des neuen Antibiotikums (Klasse)	Status in der EU	Anwendungsgebiete
Telavancin (ein Lipoglycopeptid)	zugelassen: noch vor der Markteinführung	Lungenentzündung durch MRSA
Ceftobiprol (ein Cephalosporin)	im dezentralen EU-Zulassungsverfahren; Zulassung durch Referenzland liegt schon vor	Lungenentzündung durch grampositive und gramnegative Bakterien, auch durch MRSA
Dalbavancin (ein Lipoglycopeptid)	Zulassung beantragt	komplizierte Haut-infektionen durch grampositive Bakterien, auch durch MRSA
Oritavancin (ein Lipoglycopeptid)	Zulassung beantragt	komplizierte Haut- und Weichteilinfektionen, auch durch MRSA
Tedizolid = Torezolid (ein Oxazolidinon)	Zulassung beantragt	komplizierte Haut- und Weichteilinfektionen durch grampositive Bakterien, auch MRSA
Nemonoxacin (ein nicht-fluoriertes Chinolon)	Phase III	Lungenentzündung; komplizierte Haut- und Weichteilinfektionen, auch durch MRSA
Finafloxacin (ein Fluorchinolon)	Phase III	Mittelohrentzündung, Harnwegsinfektionen, Helicobacter pylori-Infektionen

Wirkstoff des neuen Antibiotikums (Klasse)	Status in der EU	Anwendungsgebiete
Eravacyclin (ein Fluorocyclin)	Phase III	Bauch- und Harnwegsinfektionen, auch durch gramnegative Keime
Solithromycin (ein Ketolid)	Phase III	Haut-, Bauch- und Harnwegsinfektionen einschl. Gonorrhoe, H. pylori-Infektionen
Delafloxacin (Fluorchinolon)	Phase III	Haut-, Lungen-, Bauch- und Harnwegsinfektionen einschließlich Gonorrhoe; auch MRSA-Infektionen
Ceftolozan + Tazobactam (Cephalosporin + neuer Betalactamase-Inhibitor)	Phase III	Bauch-, Lungen- und Harnwegsinfektionen, auch mit gramnegativen Bakterien
Ceftazidim + Avibactam (Cephalosporin + neuer Betalactamase-Inhibitor)	Phase III	Bauch- und Harnwegsinfektionen, auch mit gramnegativen Bakterien inklusiv Pseudomonas

Stand: 15.3.2014; ohne speziell gegen lediglich eine Keimart gerichtete Medikamente; aktuelle Auflistung unter www.vfa.de/neue-antibiotika

Quelle: vfa, PharmaProjects

▾ *Gezielt gegen bestimmte Bakterien vorgesehene Antibiotika und andere Antiinfektiva in Entwicklung (mindestens Phase III in der Entwicklung)*

Wirkstoff des neuen Antibiotikums (Klasse)	Status in der EU	Anwendungsgebiete
Bedaquilin (ein ATPase-Hemmer; neue Klasse)	Zulassung erteilt	Multiresistente Tuberkulose
Delamanid (ein Diarylchinolin)	Zulassung empfohlen	Multiresistente Tuberkulose
Para-Aminosalicylsäure	Zulassung empfohlen	Multiresistente Tuberkulose
SQ-109 (ein Ethambutol-Analogon)	Phase III	Multiresistente Tuberkulose
Surotomycin (ein Lipopeptid)	Phase III	Darminfektion mit Clostridium difficile
Cadazolid (ein Oxazolidinon)	Phase III	Darminfektion mit Clostridium difficile
Actozumab (ein monoklonaler Antikörper)	Phase III	Darminfektion mit Clostridium difficile
Bezlotoxumab (ein monoklonlaer Antikörper)	Phase III	Darminfektion mit Clostridium difficile
Pexiganan acetat (ein Magainin-Peptid)	Phase III	Geschwüre bei diabetischem Fuß
Anti-Pseudomonas IgY (ein monoklonaler Antikörper)	Phase III	Prävention von Infektionen mit Pseudomonas aeruginosa
Anthrax-Immunglobulin (polyklonales Serum)	Phase III	Therapie von Milzbrand-Infektionen (Anthrax)

Stand: 10.3.2014
aktuelle Auflistung unter www.vfa.de/neue-antibiotika

Quelle: vfa, PharmaProjects

Ein besonderes Problem, vor allem in Krankenhäusern, stellt MRSA dar. Die Abkürzung steht für Methicillin-resistente Staphylococcus aureus. Diese Bakterien sind nicht nur gegen Methicillin, sondern auch gegen viele andere verfügbare Antibiotika unempfindlich. Aber mehrere der kommenden Antibiotika sind auch ausdrücklich gegen MRSA wirksam und dürften deshalb – zusammen mit verbesserten Hygienemaßnahmen – nachhaltig dazu beitragen, die von diesem Keim ausgehende Gefahr zu entschärfen.

Ausweitung der Antibiotika-Forschung

Trotz der bisher erreichten und der absehbaren Erfolge besteht großer Bedarf an weiteren Antibiotika. Dies liegt daran, dass sich die Resistenzsituation durch die zunehmende Zahl von hauptsächlich älteren Menschen mit eingeschränkter Immunabwehr sowie durch die schnelle Ausbreitung resistenter Keime durch die wachsende globale Reisetätigkeit weiter verschärfen dürfte. Gesucht werden insbesondere neuartige Mittel gegen gramnegative Bakterien sowie gegen die schon genannten, von jeher schwer therapierbaren Infektionen. Allerdings hat es sich mittlerweile als äußerst schwierig erwiesen, weitere neue Antibiotika-Klassen mit neuem Wirkprinzip zu erfinden. Und die Ertragsmöglichkeiten mit solchen Präparaten sind meist gering, weil sie als Reserve-Antibiotika möglichst selten zum Einsatz gelangen sollen. Deshalb ist absehbar, dass sich die Forschungskosten solcher neuen Antibiotika nicht allein über ihren Ertrag refinanzieren können; forschende Firmen sind daher auf Partner angewiesen, die die ökonomischen Risiken und Lasten mit ihnen schultern.

Der im November 2011 verabschiedete „Action Plan on Antimicrobial Resistance" der EU-Kommission bietet hier Lösungswege, zu denen das Forschungsprogramm „New Drugs 4 Bad Bugs" im Rahmen der Innovative Medicines Initiative (IMI) gehört. IMI ist eine Public-Private Partnership der Europäischen Kommission und der forschenden Pharmaindustrie in Europa. Im Rahmen des 2012 begonnenen, auf sieben Jahre angelegten Programms „New Drugs 4 Bad Bugs" können akademische Forschergruppen und Firmen gemeinsam 224 Millionen Euro dafür aufwenden. Derzeit wirken 14 Pharma- und Biotechunternehmen daran mit.

Sie fokussieren unter anderem auf eine Weiterentwicklung des Designs klinischer Antibiotika-Studien und organisieren einen umfassenden Informationsaustausch (insbesondere auch über gescheiterte Projekte), um die Chancen für die Neuentwicklung von Antibiotika zu erhöhen. Dabei liegt ein besonderer Schwerpunkt auf der Erfindung neuer Mittel speziell gegen gramnegative Bakterien.

Das Bundesforschungsministerium BMBF fördert ergänzende Maßnahmen zu den Aktivitäten von ND4BB im Rahmen des Gesundheitsforschungsprogramms.

In den USA wurde 2012 ein anderes Förderprogramm für die Entwicklung neuer Antibiotika gegen Problemkeime auf den Weg gebracht (GAIN). Es bietet Anreize für die Firmen in Form von beschleunigter Zulassung und verlängertem Unterlagenschutz.

Auch in der EU, im Rahmen von IMI, wird in einem Projekt untersucht, welche Anreize in diesem Sinne am effektivsten sein könnten. Diese sollen dann in die politische Diskussion eingebracht werden.

Verantwortungsvoller Umgang mit vorhandenen Antibiotika

Mindestens so wichtig wie die Suche nach neuen Antibiotika sind aber der verantwortungsvolle Umgang mit den vorhandenen Antibiotika, eine genaue Überwachung der Verbreitung resistenter Keime und eine rasche und exakte Diagnostik. Deshalb hat der vfa die 2008 vom Bundeskabinett verabschiedete und 2013 aktualisierte, derzeit als Entwurf vorliegende „Deutsche Antibiotika-Resistenzstrategie" (DART) begrüßt, die genau auf diese Punkte abzielt.

Nur, wo es medizinisch sinnvoll ist, sollten Antibiotika verordnet werden. Wenn sie angezeigt sind, sollten sie aber auch von den Patienten über die gesamte erforderliche Anwendungszeit und in ausreichender Dosierung eingenommen werden; denn andernfalls tragen die Patienten zur Entstehung resistenter Bakterienstämme bei und gefährden sich und andere. Ein weiterer wichtiger Punkt sind effektive Hygienemaßnahmen in den Kliniken. Diese Säulen sorgen dafür, dass die Medizin den Erregern weiterhin entscheidende Schritte vorausbleibt.

Weiterführende Literatur

Akademie der Wissenschaften in Hamburg, Deutsche Akademie der Naturforscher Leopoldina – Nationale Akademie der Wissenschaft (Hrsg.).
Antibiotika-Forschung: Probleme und Perspektiven. Abhandlungen der Akademie der Wissenschaften in Hamburg. Berlin 2013. Abrufbar unter: http://www.leopoldina.org/uploads/tx_leopublication/2012_11_9_Antibiotika_Buch_01.pdf. Letzter Aufruf am 30.03.2014

Bundesministerium für Gesundheit, Bundesministerium für Ernährung, Landwirtschaft und Verbraucherschutz, Bundesministerium für Bildung und Forschung (Hrsg.).
DART – Deutsche Antibiotika-Resistenzstrategie. Berlin 2011. Abrufbar unter: http://www.bmg.bund.de/fileadmin/dateien/Publikationen/Gesundheit/Broschueren/Deutsche_Antibiotika_Resistenzstrategie_DART_110331.pdf. Letzter Aufruf am 30.03.2014

Bundesministerium für Gesundheit, Bundesministerium für Ernährung, Landwirtschaft und Verbraucherschutz, Bundesministerium für Bildung und Forschung (Hrsg.).
DART – Deutsche Antibiotika-Resistenzstrategie – Zwischenbericht. Berlin 2011. Abrufbar unter: http://www.bmg.bund.de/fileadmin/dateien/Downloads/A/Antibiotikaresistenzstrategie/DART_Zwischenbericht_110407.pdf. Letzter Aufruf am 30.03.2014

European Commission (Hrsg.).
Communication from the Commission to the European Parliament and the Council – Action plan against the rising threats from Antimicrobial Resistance. Brussels 2011. Abrufbar unter: http://ec.europa.eu/dgs/health_consumer/docs/communication_amr_2011_748_en.pdf. Letzter Aufruf: 30.03.2014

New Drugs 4 Bad Bugs (Hrsg.). ND4BB Translocation. 2014. Abrufbar unter: http://www.translocation.eu. Letzter Aufruf: 30.03.2014

Storz, E., Hömke, R. Antibiotika-Innovationen im Kontext aktueller politischer Entwicklungen. Pharmind 2012, Nr. 7, S. 1060-1068.

The PEW Charitable Trusts (Hrsg.). GAIN: How a New Law is Stimulating the Development of Antibiotics. Pewhealth.org, 2013. Abrufbar unter: http://www.pewhealth.org/other-resource/gain-how-a-new-law-is-stimulating-the-development-of-antibiotics-85899518481 . Letzter Aufruf: 30.03.2014

Verband der forschenden Pharma-Unternehmen (Hrsg.). Neue Antibiotika: Den Vorsprung gegenüber resistenten Bakterien wahren. Abrufbar unter: www.vfa.de/neue antibiotika. Letzter Aufruf: 30.03.2014

Dr. Siegfried Throm

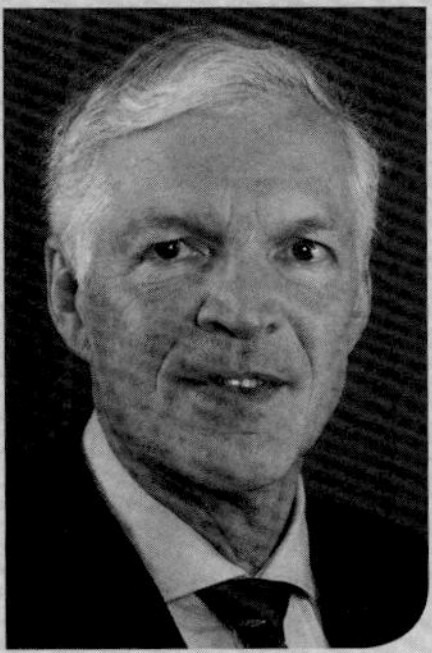

Bild: Throm

Nach Pharmaziestudium und Promotion an der Universität Heidelberg war Dr. Siegfried Throm zunächst in der Krankenhausversorgung tätig, anschließend in der Abteilung Pharmazie des Bundesverbandes der Pharmazeutischen Industrie (BPI) in Frankfurt.

1995 übernahm er im neu gegründeten vfa, dem Verband der forschenden Pharma-Unternehmen, den Bereich Produktion, Qualität und Umwelt. Seit 2001 hat Dr. Throm im vfa die Position des Geschäftsführers Forschung, Entwicklung, Innovation inne. Er ist Mitglied in verschiedenen nationalen und internationalen Gremien.

Public Health-Konzepte zur Bekämpfung von Infektionskrankheiten

Florian Fischer, Dietrich Plaß, Alexander Krämer

Stellschrauben zur Bekämpfung von Infektionskrankheiten liefert der Public Health-Ansatz. Diesem liegt eine bevölkerungsbezogene Perspektive von Gesundheit und Krankheit zugrunde und nicht die Betrachtung des Einzelnen. Um jedoch hinter die individuellen Krankheitsfälle zu blicken, ist eine möglichst vollständige Erfassung und Analyse von Daten zu Infektionskrankheiten (Surveillance) notwendig. Damit lassen sich Krankheitslast, Risiken und Zusammenhänge darstellen und Methoden und Konzepte zur Bekämpfung von Infektionskrankheiten und zum Schutz der Bevölkerung auswählen.

Der medizinische Fortschritt, Verbesserungen in den Lebensumständen und den hygienischen Bedingungen sowie Aufklärung und der gezielte Einsatz von Maßnahmen gegen übertragbare Krankheiten haben zu einem deutlichen Rückgang der Infektionskrankheiten im 20. Jahrhundert geführt (Schlipköther et al., 2006, Krämer und Khan, 2010). Dennoch sind Infektionskrankheiten weiterhin global von hoher Relevanz: Zum einen besitzen sie in Entwicklungsländern im Vergleich zu anderen Erkrankungen eine wesentlich größere Bedeutung als in entwickelten Ländern, da sie häufiger vorkommen, vielfach Kinder betreffen und somit deutlich zur Krankheitslast beitragen. Zum anderen sind aber auch Industriestaaten bedeutenden Herausforderungen in Bezug auf die Bekämpfung von Infektionskrankheiten ausgesetzt. Dies lässt sich auf geänderte Umweltfaktoren (z. B. Veränderung des Klimas sowie der Land- und Wassernutzung, Bevölkerungswachstum, Verstädterung und Umweltverschmutzung) auf Veränderungen der Erreger (Mutationen, Resistenzbildung, Auftreten unbekannter Erreger, Entwicklung chronischer Krankheiten infolge einer Infektion) sowie auf die Wirtsfaktoren (Mobilität durch Handels- und Reisetätigkeit und Migration, Veränderungen im Ernährungs- und Sexualverhalten, Risikoverhalten, Intensivmedizin) zurückführen. Die Übertragungswahrscheinlichkeit und somit auch die Dynamik einer Infektionskrankheit sind daher abhängig von dem infizierten Wirt, dem suszeptiblen Wirt, der Kontaktrate (Häufigkeit und Intensität) und dem Infektionserreger (Krämer, 2003, Schlipköther et al., 2006, Krämer und Khan, 2010, Pinheiro et al., 2010).

Die derzeitigen und zukünftigen Aufgaben für Public Health bestehen darin, die Inzidenz und Prävalenz von Infektionen zu ermitteln, um das räumliche und zeitliche Auftreten von Infektionskrankheiten zu beschreiben. Die erfolgreiche Implementierung von Maßnahmen zur Kontrolle und Verhütung von Infektionskrankheiten basiert auf einer möglichst vollständigen Kenntnis epidemiologischer Informationen. Daher ist eine kontinuierliche und systematische Erfassung sowie Analyse von Daten zu Infektionskrankheiten (Surveillance) erforderlich (Reintjes und Krämer, 2003, Reintjes und Krickeberg, 2010). Die Infektionsepidemiologie kann dazu beitragen, das Krankheitsspektrum sowie den natürlichen Krankheitsverlauf zu beschreiben, Übertragungsmechanismen zu charakterisieren, Verbreitungswege zu erfassen, Schutz- und Risikofaktoren zu identifizieren (z. B.vulnerable Subpopulationen und Impfstatus/Impflücken), Krankheitstrends vorherzusagen, Mechanismen der Krankheitsübertragung aufzuzeigen und die Effektivität sowie Effizienz von Interventionsstrategien zu beurteilen. Darüber hinaus sind auch Studien zu den Infektionserregern in Bezug auf Unterschiede molekularer Stämme, Virulenz, Pathogenität und Resistenz erforderlich (Krämer und Wille, 2003, Schlipköther et al., 2006, Krämer und Khan, 2010).

Infektionskrankheiten treten oft als Ausbrüche auf, die entweder lokal begrenzt (Epidemie) oder länder- und kontinentübergreifend (Pandemie) sind. Um ein Ausbruchsgeschehen frühzeitig zu erkennen und entsprechende Gegenmaßnahmen einzuleiten, bedarf es verlässlicher epidemiologischer Daten hinsichtlich des Vorkommens von Infektionskrankheiten. Mit diesen Angaben lassen sich sowohl die Krankheitslast bedingt durch übertragbare Erkrankungen darstellen als auch Konzepte zum Schutz der Bevölkerung entwickeln.

Burden of Disease: bevölkerungsbezogene Betrachtung von Gesundheit und Krankheit

Für eine umfassende, standardisierte und vergleichbare Analyse der Gesundheit von Bevölkerungen werden häufig bevölkerungsbezogene Summenmaße (Summary Measures of Population Health) genutzt, um die Krankheitslast (Burden of Disease) darstellen zu können (Field und Gold, 1998, Murray et al., 2002, Murray et al., 2012b). Summenmaße ermöglichen die Synthetisierung unterschiedlicher epidemiologischer Informationen in einem kombinierten Indikator. Ein verbreitet eingesetztes und etabliertes Summenmaß sind die Disability-Adjusted Life Years (DALY). Diese Maßeinheit ermöglicht es, Informationen zur Morbidität und Mortalität einer Erkrankung zu kombinieren und bietet somit eine umfassende und vergleichbare Darstellung der Auswirkungen von Erkrankungen (Murray 1994, Murray et al., 2012a, Murray et al., 2012b). Für die Berechnung der DALYs werden neben den Basisparametern (Inzidenz/Prävalenz, Dauer einer Erkrankung, ursachenspezifische Mortalität) auch Gewichtungsfaktoren für den Schweregrad einzelner Krankheitsentitäten (Disability Weights) zur Quantifizierung der Krankheitslast eingesetzt (Murray, 1994, Salomon et al., 2012).

Die folgenden Angaben basieren auf den Analysen der Global Burden of Disease Studie 2013, die vom Institute for Health Metrics and Evaluation (IHME) durchgeführt wurde. Es wird die Krankheitslast bezogen auf die Gruppe I Erkrankungen, zu denen neben Infektionskrankheiten auch perinatale und ernährungsbedingte Erkrankungen zählen, aufgezeigt. Des Weiteren wird der Anteil der Gruppe I Erkrankungen an der gesamten Krankheitslast dargestellt, in welcher auch nicht-übertragbare Erkrankungen (Gruppe II) und Verletzungen (Gruppe III) berücksichtigt werden.

Infektionskrankheiten sind global sehr ungleich verteilt, mit einem deutlich höheren Auftreten in Ländern mit einem niedrigen Entwicklungsstatus. In einem auf DALYs basierten Ranking wird deutlich, dass in entwickelten Ländern keine Infektionskrankheit im Jahr 2013 zu den zehn Krankheiten zählt, welche die meisten DALYs verursachen. In Entwicklungsländern hingegen sind unter den ersten sechs Krankheiten, die zu den meisten DALYs führen, vier Infektionskrankheiten zu finden. Neben Infektionen der unteren Atemwege und Durchfallerkrankungen führen auch Malaria und HIV/AIDS zu einer hohen Krankheitslast in diesen Ländern.

Im zeitlichen Verlauf zwischen 1990 und 2013 zeigen sich global einige Veränderungen gemessen an den absoluten DALYs. Während 1990 Infektionen der unteren Atemwege und Durchfallerkrankungen das Ranking anführten, sind im Jahr 2013 die meisten DALYs auf ischämische Herzkrankheiten zurückzuführen. Dies entspricht dem epidemiologischen Übergang, der vor allem in entwickelten Ländern dazu beigetragen hat, dass Infektionskrankheiten zurückgegangen sind, während nicht-übertragbare Krankheiten aufgrund der steigenden Lebenserwartung und den Veränderungen im Lebensstil zugenommen haben (Omran, 1971). Die absolute Zahl der DALYs bedingt durch Infektionen der unteren Atemwege ist in dem Zeitraum um 48,3 % und bei Durchfallerkrankungen um 59,5 % zurückgegangen. Dem steht ein deutlicher Anstieg an DALYs aufgrund von HIV/AIDS (352,1 %) gegenüber.

▼ *Ranking der DALYs, Entwicklungsländer und entwickelte Länder, 2013*

Rang	Entwicklungsländer	DALYs (in 1.000)	Entwickelte Länder	DALYs (in 1.000)
1	Ischämische Herzerkrankungen	110.140	Ischämische Herzerkrankungen	40.098
2	Infektionen der unteren Atemwege	107.306	Rückenschmerz	20.765
3	Durchfallerkrankungen	72.315	Schlaganfall (ischämisch)	13.498
4	Komplikationen durch Frühgeburten	68.182	Lungenkrebs	13.262
5	Malaria	65.492	Chronisch obstruktive Lungenerkrankung	11.937
6	HIV/AIDS	63.169	Diabetes	11.069
7	Chronisch obstruktive Lungenerkrankung	59.963	Alzheimer	10.977
8	Schlaganfall (hämorrhagisch)	57.443	Depression	10.043
9	Neonatale Enzephalopathie	57.242	Nackenschmerzen	8.920
10	Rückenschmerzen	51.552	Selbstverletzendes Verhalten	8.684

Quelle: IHME (2015)

▼ *Globale Veränderung der Krankheitslast 1990–2013 (absolute DALYs)*

Rang	Ursache	DALYs[1] 1990	Rang	DALYs[1] 2013	Veränderung in %
1	Infektionen der unteren Atemwege	219.179	1	150.238	32,7
2	Durchfall-erkrankungen	179.507	2	113.336	-48,3
3	Frühgeburtliche Komplikationen	137.930	3	72.796	-59,5
4	Ischämische Herzkrankheiten	113.252	4	72.317	57,0
5	Neonatale Enzephalopathie	76.990	5	71.900	16,9
6	Tuberkulose	69.784	6	70.843	-48,6
7	Malaria	67.416	7	65.493	-2,9
8	Chronisch obstruktive Lungenerkrankung	61.526	8	65.454	17,0
9	Schlaganfall (hämorrhagisch)	55.953	9	65.060	352,1
10	Eisenmangel-Anämie	51.438	10	58.012	-24,7
12	Rückenschmerzen	46.068	13	49.816	-28,6
37	HIV/AIDS	14.390	15	43.747	-15,0

[1] DALYs in 1.000

Quelle: IHME (2015)

Ein hoher Anteil an Infektionskrankheiten bezogen auf die Krankheitslast (sowohl DALYs als auch Todesfälle) entfällt auf die postneonatale Phase und das frühe Kindesalter. Unter Betrachtung altersstandardisierter Raten trugen Gruppe I Erkrankungen im Jahr 2013 zu 7,5 % der gesamten Krankheitslast in entwickelten Ländern bei. In Entwicklungsländern war der Anteil mit 31,8 % deutlich höher. Insbesondere Subsahara-Afrika (53,6 %) ist von Gruppe I Erkrankungen betroffen, während der Anteil dieser Erkrankungen in Westeuropa (6,1 %) und Nordamerika (6,9 %) vergleichsweise gering ausfällt. In diesen Regionen ist der Anteil an nicht-übertragbaren Krankheiten (Gruppe II) deutlich höher. Unfälle und Verletzungen (Gruppe III) nehmen jeweils einen Anteil von ca. 7 bis 14 % an der Gesamtkrankheitslast in den Regionen ein.

In der Tabelle auf der folgenden Seite sind die häufigsten Infektionskrankheiten nach DALYs in Europa für das Jahr 2013 dargestellt. Einen hohen Anteil an der Krankheitslast bedingt durch Infektionskrankheiten in Europa nehmen vor allem Infektionen der unteren Atemwege und Durchfallerkrankungen ein. Darüber hinaus sind aber auch besonders in Osteuropa HIV/AIDS und Tuberkulose von hoher Relevanz. Des Weiteren tragen Meningitis, Mittelohrentzündungen und weitere sexuell übertragbare Infektionen (Chlamydien und Syphilis) zur Krankheitslast in Europa bei. Der höhere Anteil der Gruppe I Erkrankungen an der gesamten Krankheitslast spiegelt sich auch in den durch einzelne Infektionskrankheiten verursachten DALYs wider. So sind in Osteuropa die DALYs bei allen in der Tabelle dargestellten Infektionskrankheiten höher als in Westeuropa.

▼ *Anteile an DALYs in verschiedenen Weltregionen, altersstandardisiert, 2013*

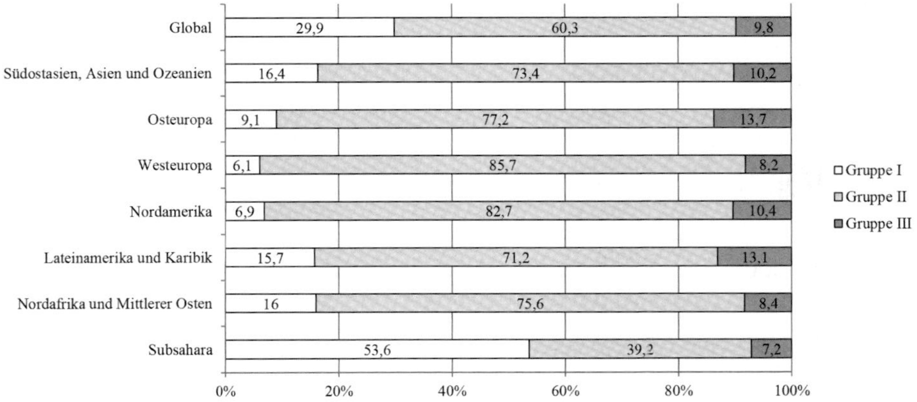

Quelle: IHME (2015)

▼ *Die zehn häufigsten Infektionskrankheiten nach DALYs (je 100.000, altersstandardisiert) in Europa, 2013*

Rang	Westeuropa	DALY	Zentraleuropa	DALY	Osteuropa	DALY
1	Infekt. untere Atemwege	208	Infekt. untere Atemwege	405	Infekt. untere Atemwege	598
2	HIV/AIDS	51	Tuberkulose	64	HIV/AIDS	514
3	Durchfall-erkrankungen	25	Durchfall-erkrankungen	56	Tuberkulose	359
4	Mittelohr-entzündung	22	Meningitis	25	Meningitis	65
5	Meningitis	19	Mittelohr-entzündung	21	Durchfall-erkrankungen	48
6	Infekt. obere Atemwege	19	HIV/AIDS	20	Infekt. obere Atemwege	45
7	Tuberkulose	15	Syphilis	14	Mittelohr-entzündung	26
8	Chlamydien	6	Infekt. obere Atemwege	12	Trematodiasis	11
9	Varizellen	5	Typhus	7	Chlamydien	7
10	Typhus	5	Chlamydien	7	Hepatitis B	6

Quelle: IHME (2015)

Problematisch bei der Nutzung des Endpunkt-basierten DALY-Ansatzes – wie er vom IHME in der GBD Studie eingesetzt wurde – ist, dass zu einem großen Teil nur akute Infektionen zu den Gruppe I Erkrankungen gezählt werden. Somit werden z. B. Folgeerkrankungen bedingt durch eine Infektion mit Hepatitis B wie die Leberzirrhose oder das Zervixkarzinom infolge einer HPV-Infektion zu den chronischen Erkrankungen gezählt. Dies mag aus der kurativen Perspektive, bei der es um die Identifikation aktueller Bedarfe in der Patientenversorgung geht, von Vorteil sein. Aus einer präventiven Sichtweise ist es jedoch notwendig, alle mit der Infektion assoziierten Endpunkte zu berücksichtigen, um Effekte von Primärpräventionsmaßnahmen, die Neuinfektionen verhindern, adäquat beurteilen zu können. Im Rahmen eines europäischen Forschungsprojektes (BCoDE: Burden of Communicable Diseases in Europe) wurde ein erregerbasierter Ansatz eingesetzt und mithilfe von Modellen zum Krankheitsverlauf von Infektionskrankheiten die Krankheitslast modelliert, die mit bestimmten Erregern assoziiert ist. Der Vorteil hierbei ist, dass nicht nur die akute Infektion, sondern alle relevanten Folgeerkrankungen (sequelae) berücksichtigt werden (Mangen et al., 2013, Plass et al., 2014).

(Syndromische) Surveillance

Der übliche Weg zur Erkennung von Epidemien basiert auf den Angaben über meldepflichtige Infektionskrankheiten bzw. Krankheitserreger nach dem Infektionsschutzgesetz, die nach einem Arztbesuch über Gesundheitsämter an das Robert Koch-Institut weitergeleitet und dann nach sorgfältiger Prüfung veröffentlicht werden (Dreesman und Benzler, 2005). Diese Meldungen werden mit entsprechenden Warnungen und Verhaltensempfehlungen verbunden. Eine epidemiologische Surveillance beinhaltet eine systematische Sammlung, Übermittlung und Verarbeitung von Daten. Der Auswertung schließt sich die Erstellung relevanter Informationen auf Basis der Daten an. Dies sollte auf lokaler, regionaler, Landes-, Bundes- und internationaler Ebene erfolgen. Für die routinemäßige Datenerhebung werden zumeist die gesetzlichen Meldungen von Infektionskrankheiten bzw. der meldepflichtige Nachweis von Krankheitserregern, Berichte aus Sentinelpraxen, Krankenhausdaten und die Todesursachenstatistik verwendet (Reintjes und Krämer, 2003, Reintjes und Krickeberg, 2010).

Obwohl es sich bei dem etablierten Meldesystem um ein Vorgehen mit hoher Sicherheit handelt, ist es auch vergleichsweise langsam, da während eines Ausbruchs einige Tage bis Wochen vergehen können, bevor bei offiziellen Stellen Häufungen von Fällen bestimmter Infektionskrankheiten wahrgenommen werden (Hiller et al., 2013). Daher wurde das Konzept syndromischer Surveillance entwickelt, um Ausbrüche zeitnah zu erkennen und entsprechende Maßnahmen frühzeitig ergreifen zu können. Syndromische Surveillance wird als ein dynamischer Prozess definiert, in welchem Krankheitscluster (nahezu) in Echtzeit erkannt werden sollen, indem bereits klinische Symptome erfasst bzw. gemeldet werden, die auf ein Ausbruchsgeschehen hinweisen, bevor diese durch einen Labornachweis bestätigt werden (Henning, 2004, Cho et al., 2013, Paterson und Durrheim 2013).

Die Anforderungen an eine syndromische Surveillance beinhalten eine effiziente, sensitive und möglichst vollständige Erfassung von Krankheitsclustern (Cho et al., 2013, Hiller et al., 2013, Andersson et al., 2014). Eine Vielzahl an Datenquellen ist möglich: Dazu gehören Meldungen niedergelassener Ärzte, von Notaufnahmen in Krankenhäusern, Apotheken, Telefonhotlines und Suchanfragen in Internetsuchmaschinen (z. B. Google) bzw. Textnachrichten über soziale Medien (z. B. Facebook und Twitter) (Ginsberg et al., 2009, Triple S Project, 2011). Syndromische Surveillance enthält Elemente der Datenerhebung und Analyse spezifischer Symptome zur Erkennung einer Erkrankung, Elemente zur Verifizierung, zur Informationsweitergabe an verantwortliche Stellen und Feedback-Möglichkeiten sowie Maßnahmen zur Reduzierung der Gesundheitsrisiken durch frühzeitige Interventionen (Paterson und Durrheim, 2013). Syndromische Surveillance soll aber nicht die etablierten Meldesysteme ersetzen, sondern zusätzlich unterstützen (Henning, 2004, Hiller et al., 2013, Paterson und Durrheim, 2013).

Einsatzmöglichkeiten syndromischer Surveillance

Syndromische Surveillance wird bereits in vielen Ländern vor allem im Kontext der frühzeitigen Erkennung von saisonaler Influenza eingesetzt. Die jährlichen Grippewellen verursachen eine hohe Krankheitslast in der Bevölkerung, unterliegen aber je nach Saison und Virustyp erheblichen Schwankungen in Dauer und Intensität des Auftretens. Daher wurde beispielsweise in Deutschland eine syndromische Surveillance akuter Atemwegserkrankungen implementiert, in welcher über Sentinel-Praxen der Arbeitsgemeinschaft Influenza (AGI) wichtige Indikatoren einer Epidemie (unter anderem Beginn, regionale Verbreitung und Inzidenz von Influenza) erhoben werden (Köpke, 2009). Darüber hinaus begann im März 2011 unter Leitung des Robert Koch-Instituts (RKI) ein Online-Überwachungssystem zur ganzjährigen Beobachtung akuter Atemwegserkrankungen (GrippeWeb: https://grippeweb.rki.de).

In diesem System können sich alle Personen der Allgemeinbevölkerung ab 14 Jahren registrieren. Es werden Angaben zu Alter, Wohnort (Landkreis) und chronischen Grunderkrankungen erhoben. Wöchentlich werden den Teilnehmern Fragen bezüglich akuter Atemwegserkrankungen gestellt, sodass Informationen hinsichtlich Häufigkeit und Ausbreitung dieser Erkrankungen erhoben werden können. Die Ergebnisse nach der ersten Grippesaison weisen darauf hin, dass sich das System zur Beobachtung akuter Atemwegserkrankungen eignet. In der ersten Grippesaison hatten sich 3.500 Teilnehmer registriert, welche kontinuierlich Angaben über das Vorhandensein von Influenza- oder influenzaähnlichen Symptomen machten. Es wurde eine zeitliche Übereinstimmung der positiven Influenzaproben aus der virologischen Surveillance des Sentinels der AGI mit dem Großteil der GrippeWeb-Teilnehmer festgestellt (RKI, 2012).

Trend zu Online-Überwachung und Nutzung sozialer Medien

Die Nutzung eines online-basierten Überwachungssystems spiegelt den Trend der vergangenen Jahre wider, da vermehrt das Internet und soziale Medien als potenzielle Datenquellen für die syndromische Surveillance identifiziert werden konnten. Ein prominentes Beispiel ist Google Flu Trends (http://www.google.org/flutrends/). Da Suchmaschinen im Internet immer häufiger auch für gesundheitsbezogene Themen genutzt werden, wurde im Jahr 2008 Google Flu Trends eingerichtet, welches Suchanfragen von Nutzern der Suchmaschine Google im Internet über einen zuvor festgelegten Algorithmus auswertet, um auf nationaler und regionaler Ebene frühzeitig influenzaähnliche Erkrankungen (ILI) zu erkennen (Dugas et al., 2013). Obwohl Studien bereits darauf hinweisen, dass die über Google Flu Trends gewonnenen Indikatoren hinsichtlich der ILI hoch mit den Angaben aus konventionellen Surveillance-Systemen korrelieren (Valdivia et al., 2010, Cook et al., 2011, Ortiz et al., 2011, Thompson et al., 2014), ist die Vorhersagekraft dieses Systems noch nicht eindeutig belegt (Dugas et al., 2013). Lazer et al. (2014) weisen diesbezüglich darauf hin, dass es zu einer Überschätzung der Influenzafälle kommt. Daher sollten die Ergebnisse vorsichtig interpretiert werden, bis der Algorithmus für die Erkennung und Auswahl der Suchbegriffe verbessert wurde und evaluiert ist (Olson et al., 2013). Die Erstellung des Algorithmus muss auf die sich verändernde Mediennutzung, auf das Suchverhalten und regionale sowie kulturelle Unterschiede der Bevölkerung abgestimmt sein (Cho et al., 2013).

Darüber hinaus können auch über soziale Medien vermittelte Kurznachrichten genutzt werden. So stellt beispielsweise Twitter eine Möglichkeit dar, um ein Ausbruchsgeschehen frühzeitig zu erkennen. Die Kurznachrichten können räumlich zugeordnet werden, sodass in einem dynamischen Prozess in Echtzeit Krankheiten kartiert werden können. Dabei ist aber ebenfalls einschränkend zu bedenken, dass die Ergebnisse durch Nachrichten verfälscht sein können. Diese Limitation besteht in gleicher Weise auch bei der syndromischen Surveillance basierend auf den von Nutzern in Suchmaschinen eingegebenen Begriffen (Gesualdo et al., 2013). Um falsche Alarme zu verhindern, wird z. B. bei auf Twitter basierenden Systemen nicht nur nach bestimmten Stichworten gesucht, sondern auch Kontextinformationen aus dem gesamten Tweet bei der Auswertung hinzugezogen.

Notfalldaten als Basis für Überwachung

Es können aber auch Angaben aus Notaufnahmen für die syndromische Surveillance für unterschiedliche Indikationen genutzt werden. Das von der Europäischen Union geförderte Projekt „System for Information on Detection and Analysis of Risks and Threats to Health" (SIDARTHa: www.sidartha.eu) befasste sich mit der Entwicklung eines Ansatzes der syndromischen Surveillance basierend auf Notfalldaten (Schrell et al., 2013). Da in der Notaufnahme vielfach auch gastrointestinale Erkrankungen behandelt werden, hätte ein flächendeckend genutztes System der syndromischen Surveillance, z. B. auch im Rahmen des EHEC-Ausbruchs 2011 in Deutschland, frühzeitige Informationen liefern können. Da sich die Routine-Surveillance bei diesem Ausbruch als unzureichend herausstellte, setzte das RKI drei Wochen nach Beginn des Ausbruchs ein System der syndromischen Surveillance ein, in welchem täglich Fälle mit und ohne blutigen Durchfall in Notaufnahmen erfasst wurden (Ziemann et al., 2014).

Vielfältige Vorteile syndromischer Surveillance

Die Vorteile syndromischer Surveillance bestehen darin, dass Informationen genutzt werden, die vor bestätigten Diagnosen generiert werden. Somit erfolgen die Angaben zeitnah, jedoch unspezifischer. Es werden bereits existierende Datenquellen genutzt, sodass das Vorgehen kosteneffizient ist. Informationen zu Gesundheitsauswirkungen unterschiedlicher Risiken können flexibel generiert werden und somit eine Unterstützung bereits existierender Surveillance-Systeme darstellen (Ziemann et al., 2011, Ziemann et al., 2014). Die unterschiedlichen Datenquellen bieten jeweils individuelle Vorteile, aber auch Herausforderungen. Grundsätzlich ermöglicht der Einsatz von Systemen zur frühzeitigen Erfassung bzw. Vorhersage von

Ausbruchsgeschehen dem Versorgungssystem eine verbesserte Abstimmung auf den jeweiligen Bedarf, da sich die Leistungserbringer auf ggf. steigende Patientenzahlen einrichten können und frühzeitig Aufklärungs-, Kontroll- sowie Präventionsmaßnahmen ergriffen werden können (Dugas et al., 2013, Hiller et al., 2013).

Herausforderungen bei der Bekämpfung von Infektionskrankheiten

Die speziellen Charakteristika der Infektionsepidemiologie tragen dazu bei, dass vielfältige Herausforderungen in der Bekämpfung von Infektionskrankheiten bestehen. Dazu gehört unter anderem, dass der initiale Infektionsfall eine mögliche Quelle für weitere Infektionen sein kann, möglicherweise aber nicht als solcher erkannt wird, sofern die Infektion asymptomatisch bzw. unterschwellig verläuft. Er kann somit den Status eines Keimträgers (Carrier) besitzen und die Infektionskrankheit weiter verbreiten. Ein bestimmter Anteil der Bevölkerung kann gegenüber einer Infektion aufgrund einer zuvor durchlebten Infektion oder Impfung immun sein. In Ausbruchsgeschehen ist vielfach eine Dringlichkeit für Interventionen gegeben, um die Ausbreitung der Infektion zu limitieren (Krämer und Wille, 2003). Bei Darstellung der Krankheitslast ist immer eine mögliche Untererfassung von Infektionen aufgrund unterschiedlicher Faktoren zu berücksichtigen. Des Weiteren bedarf es bedingt durch Veränderungen der Umwelt und der Krankheitserreger einiger Anpassungsmaßnahmen, um den Anforderungen eines sich verändernden Krankheitsspektrums sowohl im Rahmen der Prävention als auch der Therapie gerecht zu werden.

Grenzen der Überwachungssysteme durch Untererfassung

Die Erfassung von Krankheitsfällen über etablierte Surveillance-Systeme oder über die dargestellten Optionen der syndromischen Surveillance bedarf einer Evidenzbasierung, indem wissenschaftlich entwickelte und evaluierte Konzepte mit nachgewiesenem Nutzen eingesetzt werden, um verlässliche Angaben über Infektionskrankheiten zu erhalten. In diesem Zusammenhang ist auf die Limitation einer möglichen Untererfassung von Infektionskrankheiten hinzuweisen. Diese kann zum einen durch asymptomatische Fälle (Carrier) bedingt sein oder durch symptomatische Fälle, die das Gesundheitssystem nicht in Anspruch nehmen und aufgrund dessen auch in keiner amtlichen Statistik auftauchen. Darüber hinaus besteht die Möglichkeit, dass Fälle nicht richtig diagnostiziert werden oder die Diagnose nicht bzw. nicht korrekt an die zuständigen Behörden weitergeleitet wird (Gibbons et al., 2014). Die Limitationen durch Untererfassung bestehen sowohl in Ländern mit etablierten Surveillance-Systemen als auch z. B. in Entwicklungsländern, in denen manche Infektionskrankheiten, wie z. B. HIV/AIDS, zudem tabuisiert und stigmatisiert werden.

In dem bereits angesprochenen BCoDE-Projekt werden daher zur umfassenden und vergleichbaren Quantifizierung der Krankheitslast durch übertragbare Krankheiten in Europa Multiplikationsfaktoren eingesetzt, um für die Untererfassung zu adjustieren (Plass et al., 2014).

Veränderungen im Krankheitsspektrum der Bevölkerung

Eine besondere Public Health-Relevanz erlangen Infektionskrankheiten, die aufgrund ihrer speziellen Charakteristiken unter dem Begriff „Emerging" oder „Re-emerging infectious diseases" zusammengefast werden und eine besondere Bedrohung für verschiedene Bevölkerungen darstellen. Dazu zählen:

- lang bekannte Krankheiten, die erst vor wenigen Jahren aufgrund der Entdeckung des Erregers als Infektionskrankheit klassifiziert wurden (z. B. Helicobacter pylori assoziierte Krankheiten, Borreliose)
- neue Infektionskrankheiten (z. B. Norovirus, SARS)
- Infektionskrankheiten, die wieder oder verstärkt auftreten (z. B. Dengue, Cholera, Malaria, Syphilis, Masern)
- die zunehmende Resistenz bestimmter Infektionserreger (MRSA, multiresistente Tuberkulose) (Löscher und Prüfer-Krämer, 2010)

Diese neuen und wieder zunehmenden Infektionskrankheiten erfordern adäquate Maßnahmen zur Reaktion auf die entstehenden Herausforderungen.

Relevanz von Impfungen

Ein zentrales Konzept zur Bekämpfung von Infektionskrankheiten stellt der umfassende und strukturierte Einsatz von Impfungen dar. Dabei ist aber zu berücksichtigen, dass es selbst trotz hoher Impfquoten zu einem stillen Auftreten einer Infektion kommen kann, die sich durch einen asymptomatischen Verlauf auszeichnet. Ein Beispiel hierfür ist der Polio-Wildvirus-Nachweis 2013 in Israel. Seit 1988 wurde den Behörden keine Polioerkrankung mehr gemeldet, sodass Israel seit Jahren als frei von Kinderlähmung gilt. Es wurde eine Impfquote von mehr als 95 % mit einem inaktivierten Poliomyelitis-Impfstoff erreicht. Jedoch wurde im Jahr 2013 ein Polio-Wildvirus (WPV1) in verschiedenen Teilen des Landes im Abwassersystem und bei asymptomatischen Virusträgern entdeckt, der ursprünglich aus Pakistan stammte (Roberts, 2013).

Ein weiteres Beispiel für die Relevanz von Impfungen stellt die geplante Eliminierung von Masern dar. Um das Ziel der Eliminierung von Masern und Röteln zu erreichen, welche nur durch eine hohe Durchimpfungsrate (95 % Durchimpfungsrate mit der zweiten Dosis für Masern) und somit Immunität der Bevölkerung gelingen kann, ist ein nachhaltiges politisches Engagement nötig (Muscat et al. 2014). Die Wirksamkeit und Effektivität von Impfungen wurde durch Surveillance-Daten belegt (Wichmann und Ulrsch, 2013). Daten, basierend auf länderspezifischen Impfquoten und Fallmeldungen der WHO, weisen darauf hin, dass durch die Impfung zwischen den Jahren 2000 und 2010 weltweit eine Reduktion der Maserntodesfälle um 74 % erreicht wurde (Simons et al., 2012). Aufgrund der zugenommenen Impfmüdigkeit kam es in Deutschland im Jahr 2013 zu einem Masernausbruch. Im gesamten Jahr 2013 waren 1.775 Masernfälle zu beobachten; im Vergleich dazu waren es im Vorjahr 2012 nur 165 Fälle (RKI, 2014).

Notwendigkeit der Verbesserung der Lebensbedingungen

Auch die verbesserten hygienischen Bedingungen trugen zu einem Rückgang von Infektionskrankheiten bei. Daher sind die Lebensbedingungen der Menschen in besonders prekären Lebenslagen zu verbessern. Dies gilt insbesondere für Menschen in Entwicklungsländern, die unter anderem in Slumsiedlungen vielfältigen Risikofaktoren ausgesetzt sind. Für Industrieländer ist in Bezug zu den hygienischen Standards aber auch die Reduzierung nosokomialer Infektionen zu berücksichtigen, die im Zusammenspiel mit der Entwicklung und Verbreitung von resistenten Erregern von hoher Bedeutung ist (Bonten und Bootsma, 2010). Eine schnelle und adäquate Therapie ist somit wichtig, um den Heilungsprozess voranzutreiben, die Verbreitung dieser Infektionen einzudämmen und einer Resistenzbildung vorzubeugen.

Zielgruppenspezifische Maßnahmen

Die eingesetzten Maßnahmen zur Bekämpfung der Infektionskrankheiten müssen zielgruppenspezifisch auf den Bedarf in einem jeden Land abgestimmt werden und den individuellen Voraussetzungen einer jeden Infektionskrankheit (Inzidenz, Übertragungswege etc.) Rechnung tragen. Zur Verhinderung der Verbreitung von Infektionskrankheiten können Maßnahmen der Aufklärung und Prävention eingesetzt werden. Dabei kann in der Zielgruppenauswahl zwischen der gesamten Bevölkerung oder spezifischen Risikogruppen (z. B. Migranten, Homosexuelle, Prostituierte, i.v.-Drogenabhängige) unterschieden werden (Rose, 2001). An dieser Stelle setzt auch der Setting-Ansatz an, bei welchem die Maßnahmen in bestimmten Lebenswelten (z. B. in Slums in Megastädten) implementiert werden, in denen ein besonders hoher Bedarf besteht. Dazu gehört auch die Berücksichtigung sozialer Ungleichheiten (z. B. Rassismus, Sexismus, Klassen- bzw. Schichtunterschiede) bei der Beschreibung der Risikopopulation und der Implementierung von Maßnahmen. Die angebotenen Maßnahmen, zu denen auch Information und Aufklärung zählen, sollten dabei den Verhaltenskontext bzw. die konkreten Lebensbedingungen beeinflussen. Darüber hinaus sind die zunehmende Globalisierung und Mobilität (z. B. durch Migranten, Reisen, Gesundheitstourismus) von Bedeutung. Neben den Veränderungen der Erreger und den Wirtsfaktoren sind auch Umweltfaktoren zur Bekämpfung von Infektionskrankheiten zu berücksichtigen, da diese, z. B. bedingt durch den Klimawandel, zu einer Veränderung des Auftretens von Infektionskrankheiten führen können (Bezirtzoglou et al., 2011, Prüfer-Krämer und Krämer, 2013).

Infektionskrankheiten sind somit weiterhin von globaler Bedeutung und stellen unterschiedliche Herausforderungen an das Gesundheitswesen dar. Neben dem demografischen Wandel mit einer zunehmenden Alterung der Bevölkerung führen auch Veränderungen der Umweltbedingungen und der Krankheitserreger, nachlassende Impfwirkungen sowie eine Zunahme der Impfmüdigkeit zu einer erhöhten Vulnerabilität bestimmter Bevölkerungsgruppen. Daher werden auch in Zukunft Maßnahmen zur Bekämpfung von Infektionskrankheiten weiterzuentwickeln und den jeweiligen Anforderungen anzupassen sein.

Weiterführende Literatur

Andersson, T., P. Bjelkmar, A. Hulth, J. Lindh, S. Stenmark, M. Widerstrom. 2014. Syndromic surveillance for local outbreak detection and awareness: evaluating outbreak signals of acute gastroenteritis in telephone triage, web-based queries and over-the-counter pharmacy sales. Epidemiol Infect 142/2: 303-313

Bezirtzoglou, C., K. Dekas, E. Charvalos. 2011. Climate changes, environment and infection: facts, scenarios and growing awareness from the public health community within Europe. Anaerobe 17/6: 337-340

Bonten, M. J. M., M. C. J. Bootsma. 2010. Nosocomial Transmission: Methicillin-Resistand Staphylococcus aureus (MRSA). In: Modern Infectious Disease Epidemiology – Concepts, Methods, Mathematical Models, and Public Health. Herausgegeben von A. Krämer, M. Kretzschmar, K. Krickeberg. New York: Springer. 395-407

Cho, S. et al. 2013. Correlation between National Influenza Surveillance Data and Google Trends in South Korea. PLoS One 8/12: e81422

Cook, S., C. Conrad, A. L. Fowlkes, M. H. Mohebbi. 2011. Assessing Google flu trends performance in the United States during the 2009 influenza virus A (H1N1) pandemic. PLoS One 6/8: e23610

Dreesman, J., J. Benzler. 2005. Surveillance übertragbarer Krankheiten auf der Grundlage des Infektionsschutzgesetzes in Deutschland durch den öffentlichen Gesundheitsdienst. Bundesgesundheitsblatt – Gesundheitsforschung – Gesundheitsschutz 48/9: 979-989

Dugas, A. F. et al. 2013. Influenza forecasting with Google Flu Trends. PLoS One 8/2: e56176

Field, M. J., M. R. Gold. 1998. Summarizing Population Health. Directions for the Development and Application of Population Metrics. Washington D. C.: National Academy Press

Gesualdo, F. et al. 2013. Influenza-like illness surveillance on Twitter through automated learning of naive language. PLoS One 8/12: e82489

Gibbons, C. L. et al. 2014. Measuring underreporting and under-ascertainment in infectious disease datasets: a comparison of methods. BMC Public Health 14/1: 147

Ginsberg, J., M. H. Mohebbi, R. S. Patel, L. Brammer, M. S. Smolinski, L. Brilliant. 2009. Detecting influenza epidemics using search engine query data. Nature 457/7232: 1012-1014

Henning, K. J. 2004. What is syndromic surveillance? MMWR Morb Mortal Wkly Rep 53 Suppl: 5-11

Hiller, K. M., L. Stoneking, A. Min, S. M. Rhodes. 2013. Syndromic surveillance for influenza in the emergency department-A systematic review. PLoS One 8/9: e73832

IHME. 2015. Global Burden of Disease (GBD) Visualizations. http://www.healthdata.org/data-visualization/gbd-compare

Köpke, K. 2009. Influenza-Überwachung: Surveillance der Krankheitslast. Deutsches Ärzteblatt International 106/5: 176

Krämer, A. 2003. Bedeutung und Aufgaben der Infektionsepidemiologie. In: Infektionsepidemiologie – Methoden, Surveillance, Mathematische Modelle, Global Public Health Herausgegeben von A. Krämer, R. Reintjes. Berlin: Springer. 7-14

Krämer, A., L. Wille. 2003. Prinzipien der Infektionsepidemiologie. In: Infektionsepidemiologie – Methoden, Surveillance, Mathematische Modelle, Global Public Health. Herausgegeben von A. Krämer, R. Reintjes. Berlin: Springer. 35-43

Krämer, A., M. M. H. Khan. 2010. Global Challenges of Infectious Disease Epidemiology. In: Modern Infectious Disease Epidemiology – Concepts, Methods, Mathematical Models, and Public Health. Herausgegeben von A. Krämer, M. Kretzschmar, K. Krickeberg. New York: Springer. 23-38

Lazer, D., R. Kennedy, G. King, A. Vespignani. 2014. Big data. The parable of Google Flu: traps in big data analysis. Science 343/6176: 1203-1205

Löscher, T., L. Prüfer-Krämer. 2010. Emerging and Re-emerging Infectious Diseases. In: Modern Infectious Disease Epidemiology – Concepts, Methods, Mathematical Models, and Public Health. Herausgegeben von A. Krämer, M. Kretzschmar, K. Krickeberg. New York: Springer. 39-67

Mangen, M. J. et al. 2013. The pathogen- and incidence-based DALY approach: an appropriate methodology for estimating the burden of infectious diseases. PLoS One 8/11: e79740

Murray, C. J. et al. 2012a. GBD 2010: a multi-investigator collaboration for global comparative descriptive epidemiology. Lancet 380/9859: 2055-2058

Murray, C. J. L. 1994. Quantifying the burden of disease: the technical basis for disability-adjusted life years. Bull World Health Organ 72/3: 429-445

Murray, C. J. L., J. A. Salomon, C. D. Mathers, A. D. Lopez. 2002. Summary measures of population health: concepts, ethics, measurement and applications. Geneva: World Health Organization

Murray, C. J. L. et al. 2012b. Disability-adjusted life years (DALYs) for 291 diseases and injuries in 21 regions, 1990-2010: a systematic analysis for the Global Burden of Disease Study 2010. Lancet 380/9859: 2197-2223

Muscat, M. et al. 2014. The state of measles and rubella in the WHO European Region, 2013. Clin Microbiol Infect

Olson, D. R., K. J. Konty, M. Paladini, C. Viboud, L. Simonsen. 2013. Reassessing Google Flu Trends data for detection of seasonal and pandemic influenza: a comparative epidemiological study at three geographic scales. PLoS Comput Biol 9/10: e1003256

Omran, A. R. 1971. The epidemiologic transition. A theory of the epidemiology of population change. Milbank Mem Fund Q 49/4: 509-538

Ortiz, J. R., H. Zhou, D. K. Shay, K. M. Neuzil, A. L. Fowlkes, C. H. Goss. 2011. Monitoring influenza activity in the United States: a comparison of traditional surveillance systems with Google Flu Trends. PLoS One 6/4: e18687

Paterson, B. J., D. N. Durrheim. 2013. The remarkable adaptability of syndromic surveillance to meet public health needs. J Epidemiol Glob Health 3/1: 41-47

Pinheiro, P., C. D. Mathers, A. Krämer. 2010. The Global Burden of Infectious Diseases. In: Modern Infectious Disease Epidemiology – Concepts, Methods, Mathematical Models, and Public Health. Herausgegeben von A. Krämer, M. Kretzschmar, K. Krickeberg. New York: Springer. 3-21

Plass, D. et al. 2014. The disease burden of hepatitis B, influenza, measles and salmonellosis in Germany: first results of the Burden of Communicable Diseases in Europe Study. Epidemiol Infect: 1-12

Prüfer-Krämer, L., A. Krämer. 2013. Klimawandel und Infektionskrankheiten. In: Klimawandel und Gesundheit – Internationale, nationale und regionale Herausforderungen und Antworten. Herausgegeben von H. J. Jahn, A. Krämer, T. Wörmann. Berlin: Springer. 99-110

Reintjes, R., A. Krämer. 2003. Epidemiologische Surveillance. In: Infektionsepidemiologie – Methoden, Surveillance, Mathematische Modelle, Global Public Health. Herausgegeben von A. Krämer, R. Reintjes. Berlin: Springer. 57-72

Reintjes, R., K. Krickeberg. 2010. Epidemiologic Surveillance. In: Modern Infectious Disease Epidemiology - Concepts, Methods, Mathematical Models, and Public Health. Herausgegeben von A. Krämer, M. Kretzschmar, K. Krickeberg. New York: Springer. 143-157

RKI. 2012. Syndromische Surveillance akuter Atemwegserkrankungen unter direkter Mitarbeit der Allgemeinbevölkerung. Epidemiologisches Bulletin 40: 401-404

RKI. 2014. Aktuelle Statistik meldepflichtiger Infektionskrankheiten, Deutschland – Masern. Epidemiologisches Bulletin 3: 31

Roberts, L. 2013. Infectious disease. Israel's silent polio epidemic breaks all the rules. Science 342/6159: 679-680

Rose, G. 2001. Sick individuals and sick populations. Bull World Health Organ 79/10: 990-996

Salomon, J. A. et al. 2012. Common values in assessing health outcomes from disease and injury: disability weights measurement study for the Global Burden of Disease Study 2010. The Lancet 380/9859: 2129-2143

Schlipköther, U., R. Guthold, M. Wildner. 2006. Infektionsepidemiologie – Aufgaben und Bedeutung. In: Lehrbuch Infektionsepidemiologie. Herausgegeben von U. Schlipköther, R. Wildner. Bern: Huber. 15-20

Schrell, S. et al. 2013. Local implementation of a syndromic influenza surveillance system using emergency department data in Santander, Spain. J Public Health (Oxf) 35/3: 397-403

Simons, E. et al. 2012. Assessment of the 2010 global measles mortality reduction goal: results from a model of surveillance data. Lancet 379/9832: 2173-2178

Thompson, L. H., M. T. Malik, A. Gumel, T. Strome, S. M. Mahmud. 2014. Emergency department and ‚Google flu trends' data as syndromic surveillance indicators for seasonal influenza. Epidemiol Infect: 1-9

Triple S Project. 2011. Assessment of syndromic surveillance in Europe. Lancet 378/9806: 1833-1834

Valdivia, A., J. Lopez-Alcalde, M. Vicente, M. Pichiule, M. Ruiz, M. Ordobas. 2010. Monitoring influenza activity in Europe with Google Flu Trends: comparison with the findings of sentinel physician networks – results for 2009-10. Euro Surveill 15/29

Wichmann, O., B. Ultsch. 2013. Effektivitat, Populationseffekte und Gesundheitsökonomie der Impfungen gegen Masern und Röteln. Bundesgesundheitsblatt Gesundheitsforschung Gesundheitsschutz 56/9: 1260-1269

Ziemann, A. et al. 2014. A concept for routine emergency-care data-based syndromic surveillance in Europe. Epidemiol Infect: 1-14

Ziemann, A. et al. 2011. Syndromic surveillance: enhancing public health responsiveness to global change – a European perspective. IHDP Update 1: 12-18

Florian Fischer

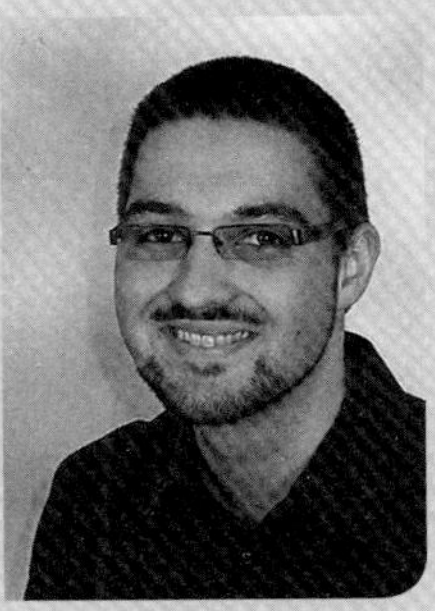
Bild: Fischer

Florian Fischer absolvierte nach seinem Abitur eine Ausbildung zum Rettungsassistenten. Im Anschluss daran studierte er den Bachelor of Science in Health Communication und den Master of Science in Public Health an der Universität Bielefeld, Fakultät für Gesundheitswissenschaften. Derzeit studiert er im Promotionsstudiengang und ist als wissenschaftlicher Mitarbeiter an der Fakultät für Gesundheitswissenschaften tätig. Im Rahmen von Forschung und Lehre beschäftigt er sich mit den Bereichen der (Infektions-)Epidemiologie, Methoden zur Quantifizierung der Krankheitslast (Burden of Disease) sowie der Digitalisierung im Gesundheitswesen.

Dr. Dietrich Plaß

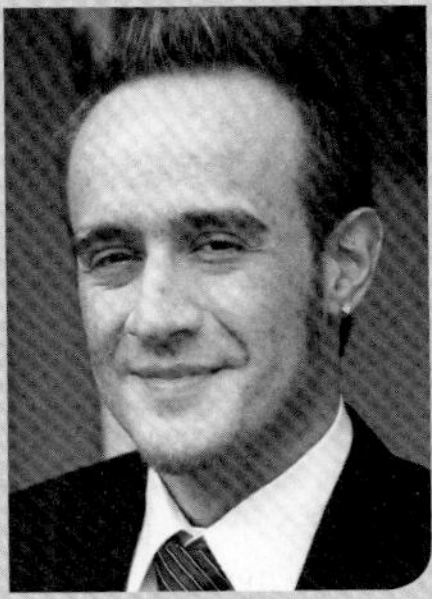
Bild: Plaß

Dr. Dietrich Plaß ist wissenschaftlicher Mitarbeiter im Fachgebiet „Expositionsschätzung und gesundheitsbezogene Indikatoren" am Umweltbundesamt in Berlin. Er hat an der Universität Bielefeld Health Communication (BSc) und Public Health (MSc) studiert und sich in seiner Promotion mit der Erfassung von Krankheitslasten (Burden of Disease) unterschiedlicher Bevölkerungen und Erkrankungen beschäftigt. Während seiner Promotion war er als wissenschaftlicher Mitarbeiter in der Arbeitsgruppe „Bevölkerungsmedizin und biomedizinische Grundlagen" der Universität Bielefeld, Fakultät für Gesundheitswissenschaften, in Forschung und Lehre tätig.

Prof. Dr. med. Alexander Krämer

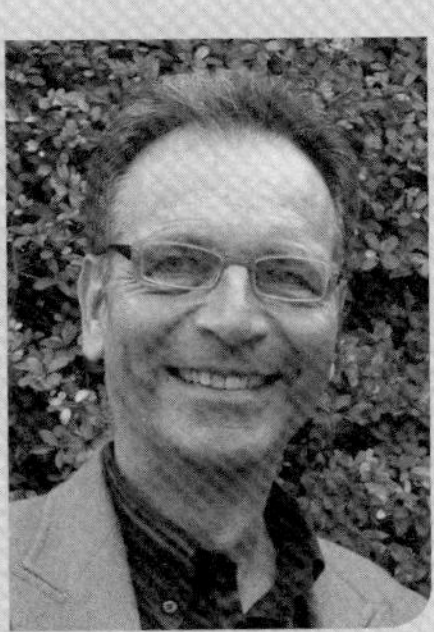
Bild: Krämer

Prof. Dr. med. Alexander Krämer ist Internist und Public Health-Experte. Er studierte zunächst in Tübingen und Berlin Medizin und Philosophie und promovierte 1981 zum Dr. med. an der Freien Universität Berlin. Nach seiner Facharztausbildung zum Internisten vollzog er einen Schwenk zur Bevölkerungsmedizin und arbeitete vier Jahre in den USA in der infektionsepidemiologischen Forschung, an dem National Institute of Health und zuletzt als Assistant Professor an der Division of Epidemiology der School of Public Health, University of Minnesota. 1994 erhielt er den Ruf auf die C4-Professur „Bevölkerungsmedizin und biomedizinische Grundlagen" an der Universität Bielefeld.